G. Landes

Grundriß der Perkussion und Auskultation

GRUNDRISS DER PERKUSSION UND AUSKULTATION

Von

Prof. Dr. med. G. LANDES

Ärztl. Direktor der Städtischen Krankenanstalten Landshut

Mit einem Geleitwort von

Prof. Dr. Dr. BODECHTEL

Direktor der 2. Medizinischen Klinik der Universität München

4., neubearbeitete und ergänzte Auflage

Mit 53 Abbildungen

WALTER DE GRUYTER & CO.

vormals G. J. Göschen'sche Verlagshandlung · J. Guttentag, Verlagsbuchhandlung

Georg Reimer · Karl J. Trübner · Veit & Comp.

BERLIN 1964

Satz und Druck: Buchdruckerei Richard Hahn (H. Otto), Leipzig O 5

Geleitwort

Jedem, der innerhalb der ersten drei Jahrzehnte unseres Jahrhunderts das Glück hatte, in München die klinischen Vorlesungen zu hören, wird sich immer wieder der eindrucksvollen Kurse über Perkussion und Auskultation erinnern, die von FRIEDRICH v. MÜLLER persönlich gehalten wurden. Das vorliegende Büchlein von LANDES, einem der letzten Mitarbeiter des großen Münchener Internisten, atmet noch ganz den Geist des Meisters und verdient in seiner vierten Auflage — die erste erschien 1944 — die besondere Aufmerksamkeit unserer studierenden Jugend. Wie von FRIEDRICH v. MÜLLER werden auch von LANDES die physikalischen Grundlagen an den Anfang der Beobachtungen gestellt und alle klinisch faßbaren Phänomene mit mathematischer Präzision analysiert. Das Büchlein stellt unter Beweis, wie notwendig es ist, auch im Zeitalter der Röntgenologie die Untersuchungen mittels der Auskultation und Perkussion zu beherrschen; sie lassen sich eben für die Praxis nicht ersetzen. Kurz, prägnant und leicht lesbar geschrieben, wird auch diese 4. Auflage dieses Büchleins ihren Weg machen; denn wer es in die Hand genommen hat, legt es nicht weg, bevor er es zu Ende gelesen.

München *G. Bodechtel*

Vorwort zur 1. Auflage

In dem vorliegenden „Grundriß der Perkussion und Auskultation", der auf Aufforderung des Verlages verfaßt wurde, habe ich mich insbesondere bemüht, auch den Ergebnissen neuerer Untersuchungen Rechnung zu tragen. Das Stoffgebiet wurde unter dem einheitlichen Gesichtswinkel der Schwingungslehre zusammengefaßt, wie es den physikalischen Grundlagen entspricht und auch auf dem Gebiet der Technik üblich ist, wo die „Schwingungsprüfung" neuerdings eine viel breitere Anwendung gefunden hat als auf dem Ursprungsgebiet der Medizin. Vielleicht gibt diese Tatsache auch manchem zu denken, der Perkussion und Auskultation als „überholte" Untersuchungsverfahren am liebsten beiseite gelegt wissen möchte. In Wirklichkeit verhindert nur die fehlende physikalisch-mathematische Auswertung nach Maß und Zahl eine weitere Ausschöpfung der Methoden. Wenn der Student nicht nur Fachschüler sein will, muß er diese Zusammenhänge mit anderen Disziplinen sehen können und die Möglichkeit zu eigener kritischer Stellungnahme haben. Deshalb habe ich im allgemeinen Teil wenigstens die einfachsten theoretischen Grundlagen dargestellt und auch nicht verhehlt, wie wenig gesichert manche Anschauungen sind. Die Ergebnisse einer größeren Anzahl eigener experimenteller Untersuchungen wurden dabei mitverwertet. Die praktische Anwendung, deren Bedeutung ich nach meiner Tätigkeit in der Klinik, als Landarzt und am Krankenhaus von allen Seiten zu kennen glaube, ist dabei immer im Vordergrund der Darstellung geblieben. Die Lehre von Puls und Blutdruck wurde entsprechend den Untersuchungsergebnissen von O. Frank und seiner Schule dargestellt. Da die Pulsregistrierung für die Diagnostik der Kreislaufstörungen immer größere praktische Bedeutung gewinnt, mußten ihre Ergebnisse eine eingehendere Besprechung finden. Aus den gleichen Gründen wurde auch die Einteilung der Hochdrucktypen nach kreislaufmechanischen Gesichtspunkten, wie wir sie K. Wezler und A. Böger verdanken, übernommen.

Die Abbildungen sind, soweit nicht anders bezeichnet, Originalaufnahmen bzw. Zeichnungen. Die Röntgenaufnahmen verdanke ich dem Chefarzt der Röntgenabteilung an den städtischen Krankenanstalten Solingen, Herrn Dr. Bock.

Das Schriftenverzeichnis kann bei dem knappen Umfang des Buches keinen Anspruch auf Vollständigkeit erheben. Es wurden nur die Monographien bzw. Einzelarbeiten genannt, die vorzugsweise bei der Abfassung zu Rate gezogen worden sind.

Ich kann diesen Anlaß nicht vorübergehen lassen, ohne in Dankbarkeit den Namen meines großen Lehrers Fr. v. Müller zu nennen. Mit Prof. A. Pierach, Memel, verbindet mich eine Reihe von Jahren fruchtbarer Zusammenarbeit an der zweiten medizinischen Klinik in München, in denen wir manche Nacht über den Problemen der Perkussion und Auskultation im Laboratorium zubrachten. Für bewußte und unbewußt gegebene Anregungen habe ich besonders den Herren Prof. P. Martini, Bonn, und Prof. K. Voit, Gießen, zu danken.

Solingen, im Juli 1944 *G. Landes*

Vorwort zur 3. Auflage

Die einzelnen Abschnitte des Buches wurden für die dritte Auflage gründlich überarbeitet und ergänzt, um den Fortschritten, die uns besonders die Herzchirurgie und die Physiologie gebracht haben, Rechnung zu tragen. Die Abbildungen, denen meines Erachtens ein besonderer didaktischer Wert zukommt, konnten vermehrt und verbessert werden. Dadurch hat vor allem die Herzschallschreibung entsprechend ihrer breiteren Anwendung in der Praxis eine größere Berücksichtigung gefunden. Da wir diese Methode einschließlich der Siebkettenanalyse bereits 1930 an der Klinik Fr. v. Müller entwickelt haben, konnten dabei langjährige Erfahrungen ihren Niederschlag finden. Auch das Literaturverzeichnis wurde erweitert, um dem Interessierten einen Zugang zu den Quellen zu geben. Am Charakter und Umfang des Buches, das ein Grundriß bleiben und kein Nachschlagewerk werden sollte, wurde nichts geändert. Bei der sich häufenden Fülle von Einzeltatsachen und Gedächtnisballast darf man meines Erachtens vom Studenten nicht mehr verlangen, als jeder Internist auf Anhieb parat hat. Für wertvolle Anregungen auf dem Gebiet der angeborenen Herzfehler bin ich Herrn Doz. Dr. Blömer, 2. Med. Klinik München, zu besonderem Dank verpflichtet. Den gleichen Dank haben sich meine Assistenten am Krankenhaus Landshut für ihre Mitarbeit und ihre offene Kritik bei der täglichen Arbeit verdient.

Landshut, Januar 1958 *G. Landes*

Vorwort zur 4. Auflage

Die einzelnen Abschnitte wurden gründlich überarbeitet. Insbesondere ergab sich bei der Herzauskultation bzw. Symptomatologie die Möglichkeit, zahlreiche neue Erfahrungen, die sich bei der operativen Korrektur der Herzklappenfehler ergeben haben, nachzutragen und Überholtes zu berichtigen.

Die auf einem großen Krankengut fußenden Mitteilungen von Bodechtel und Bloemer konnten dabei berücksichtigt werden. Auch eine schematische Übersichtstabelle der wichtigsten angeborenen Herzfehler wurde eingefügt.

So hoffe ich, daß auch die 4. Auflage dem Studenten in der Aneignung der einfachen, aber wieder zunehmend wichtiger werdenden Untersuchungsverfahren gute Dienste leisten wird und dem Kranken dadurch mancher belästigende und nicht immer ungefährliche diagnostische Eingriff erspart werden kann.

Landshut, im Herbst 1963 *G. Landes*

Inhaltsverzeichnis

Einleitung

Die Untersuchungsmethoden der Perkussion und Auskultation gründen sich auf die Auswertung elastischer Schwingungen zu diagnostischen Zwecken. Sie ermöglichen sowohl die Feststellung bestimmter Organgrenzen als insbesondere die Ermittlung von Struktur- und Festigkeitsänderungen einzelner Organe bzw. Gewebe.

Die Schwingungen werden einerseits durch Anstoß von außen ausgelöst (Perkussion), andererseits durch rhythmische Bewegungsvorgänge (Atmung, Herzschlag) im Körper selbst erzeugt. Zur Beurteilung der Schwingungen dient vor allem das Ohr des Untersuchers, da ihre Frequenz größtenteils im hörbaren Bereich liegt und deshalb als Schall empfunden wird. Die langsameren Schwingungsvorgänge, die dem Ohr nicht mehr zugänglich sind (Herzstoß, Puls, z. T. Perkussion) werden durch das Tastgefühl der Finger erfaßt.

Soweit Perkussion und Auskultation der Grenzbestimmung von Organen, infiltrativen Prozessen oder Ergüssen dienen, ist dieses Ziel mit Hilfe der Röntgenstrahlen zweifellos genauer zu erreichen. Allerdings werden auch hier die älteren Untersuchungsverfahren trotzdem immer ihren Platz behaupten, weil sie ohne komplizierte Hilfsmittel durchzuführen sind, und auch nicht zuletzt deshalb, weil sie doch den unmittelbarsten Kontakt mit dem Kranken herstellen. Ihr Hauptwert liegt jedoch in der Ermittlung von Elastizitäts- bzw. Festigkeitsänderungen der Gewebe (Auskultation, vergleichende Perkussion). Es werden dabei also spezifische Gewebseigenschaften ermittelt, die durch das Röntgenverfahren nicht erfaßt werden können. Ein analoger Sachverhalt findet sich im Gebiet der Technik, die ihre Werkstoffe ebenfalls einer Röntgenuntersuchung und einer Schwingungsprüfung (dynamische Materialuntersuchung) unterzieht. Ebenso können sich auch in der Medizin Perkussion und Auskultation einerseits und Röntgenstrahlen andererseits nicht gegenseitig ersetzen, sondern beide Verfahren sind, einander ergänzend, in gleichem Maße für die Diagnose notwendig.

Erster Teil

Allgemeine Perkussion und Auskultation

I. Perkussion

1. Geschichtliches, Technik und physikalische Grundlagen

Im Jahre 1761 veröffentlichte der praktische Arzt und Physikus am spanischen Hospital in Wien, LEOPOLD AUENBRUGGER, sein „Inventum novum ex percussione thoracis humani ut signo abstrusos interni pectoris morbos detegendi". Die große Entdeckung wurde erst 1808 durch CORVISART, den Leibarzt Napoleons, zu allgemeiner Anerkennung gebracht.

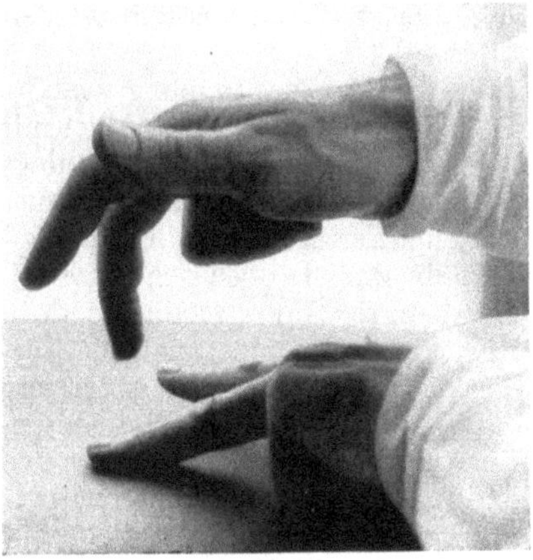

Abb. 1. Fingerhaltung bei der Perkussion

Die weitere Entwicklung der Methode verzeichnet neben Anderen vor allem die Namen von PIORRY und SKODA als bedeutsame Förderer. Mit ZAMMINERS und R. u. A. GEIGELS Forschungen wird der Weg zur Klärung der physikalischen Probleme beschritten, dessen Weiterverfolgung durch FR. VON MÜLLER und seine Schüler dem Verfahren eine gesunde Grundlage sichert.

Wie bereits erwähnt, beruht die Perkussion auf der Erregung elastischer Schwingungen durch Anstoß (percutere = erschüttern) von außen. Der **Anstoß** wird durch Beklopfen mit dem gebeugten Mittelfinger der rechten Hand erzeugt. Die Bewegung muß – ähnlich dem Anschlag des Klavierspielers beim legato – aus lockerem Handgelenk erfolgen, ohne daß der Arm oder gar die Schultermuskulatur dabei beteiligt werden. Der Anschlag darf dabei nur kurz sein. Da die schwingungsfähigen Organe des menschlichen Körpers stets von einer dämpfenden Schicht (Haut, Unterhautfettgewebe, Muskulatur) umgeben sind, führt eine *direkte* Beklopfung nur zu ungenügenden Resultaten. Eigenschwingungen, die zur Beurteilung ausreichen, lassen sich erst nach Kompression der nicht schwingungsfähigen, akustisch „toten“ Bedeckung erzeugen. Der komprimierte Bezirk soll relativ klein sein, da im gegenteiligen Fall leicht eine Dämpfung der Schwingungen hervorgerufen wird. Am besten benutzt man zu diesem Zweck das Endglied des Zeige- oder Mittelfingers (Plessimeterfinger) der linken Hand, das einen mäßigen Druck auszuüben hat, während die übrigen Teile des Fingers und der Hand nur ganz locker oder überhaupt nicht aufliegen. Beklopft wird nur das Endglied des Plessimeterfingers (Abb. 1). Die eben beschriebene Methode der **indirekten Finger-Finger-Perkussion** hat alle anderen Verfahren, die sich z. B. eines Hammers oder eines Elfenbeinplessimeters bedienten, fast vollkommen verdrängt, da die nötigen Instrumente immer zur Hand sind, keine störenden Nebengeräusche erzeugt werden und damit am leichtesten eine feinfühlige Anpassung für die Schwingungserzeugung erzielt wird. Die ausgelösten Eigenschwingungen gelangen teils durch die Vermittlung der Luft an unser Ohr, teils werden sie durch die Sensibilität der Finger (*Vibrationsgefühl*) empfunden. Da durch die physikalischen Gesetze der Abstrahlung der Perkussionsschall in der Nähe der perkutierten Stelle eine andere Zusammensetzung aufweist als in größerer Entfernung, ist streng darauf zu achten, daß das Ohr in einen *Abstand* von mindestens etwa 50 cm gehalten wird.

Physikalisch handelt es sich also bei der Perkussion um ein akustisches *Impulsmeßverfahren*. Der Perkussionsschlag entspricht dabei einem kurzdauernden „Einheitsimpuls“. Es läßt sich daraus ableiten, daß die einzelnen Perkussionsschläge *kurz* sein müssen, wenn keine Verfälschungen der Tonhöhe eintreten sollen.

Bei der **Beurteilung** des Perkussionsschalls geht man zweckmäßig nicht von *subjektiven Empfindungsqualitäten* aus, wie sie AUENBRUGGER und SKODA mit den Bezeichnungen clarior, obtusior usw. gewählt hatten, sondern bedient sich besser der *physikalischen Bestimmungsgrößen*, durch die eine Schwingung charakterisiert ist. Diese physikalischen Größen können leicht aus der Beobachtung eines einfachen Schwingungsvorganges abgeleitet werden.

Die Ableitung der Perkussionsgesetze am einfachsten Schwingungsmodell wird den Tatsachen besser gerecht, als die Zurückführung auf Wellenvorgänge, da die Wellenlängen der an Lunge und Brustkorb erzeugten Schwingungen im Vergleich zu dessen Dimensionen relativ groß sind (kleine Schallgeschwindigkeit in porösen Körpern). Der Begriff der Schallwelle erweckt zu leicht Vorstellungen einer gerichteten Schallstrahlung usw., die bei den Verhältnissen der Perkussion nicht zutreffen und zu Irrtümern führen.

Bringt man z. B. das in Abb. 2 dargestellte einfachste Schwingungssystem, das aus einer Feder (Elastizität) und daran befestigter Masse besteht, durch einen Stoß nach abwärts aus der Ruhelage, so führt es hin- und hergehende periodische Bewegungen, also Schwingungen aus. Eine an der Masse befestigte Schreibfeder (S) zeichnet diese Bewegungen auf einem mit konstanter Geschwindigkeit vorbeigezogenen Papierstreifen auf. Die entstehende Kurve (Schwingungsbild) entspricht dem bekannten Verlauf einer Sinuslinie. An dieser ist erstens die Größe der Ausschläge (*Amplitude*) und zweitens – bei bekannter Papiergeschwindigkeit – die Zahl der Schwingungen pro Sek., die *Frequenz,* abzumessen. Beträgt z. B. die Papiergeschwindigkeit 2 cm pro Sek. und ist die Länge einer vollen Periode der Sinuskurve (*T* in Abb. 2) gleich 1 cm, so führt das System zwei Schwingungen pro Sek. aus oder – mit anderen Worten – seine Frequenz beträgt 2 Hertz (Hz). Da Frequenzen von 20 bis 10000 Hz von unserem Ohr als Schall empfunden werden und im Fall des sinusförmigen Verlaufs die Empfindung eines „Tons" entsteht, wird die *Frequenz* in diesem Bereich als *Tonhöhe* bezeichnet und als *tief* bzw. *hoch* unterschieden.

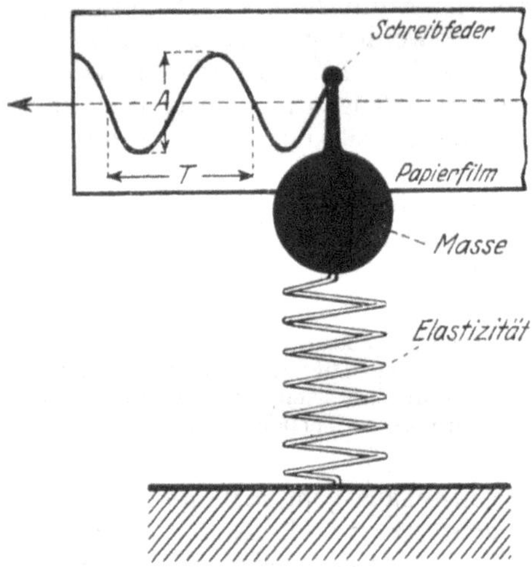

Abb. 2. Einfaches Schwingungssystem und Aufschreibung (Registrierung) der Schwingungen

Ein hoher Ton hat demnach eine große Schwingungszahl (Frequenz), ein tiefer eine niedrige Schwingungszahl pro Zeiteinheit.

Die Amplitude einer Schwingung kann mit gewissen Einschränkungen – entsprechend der unterschiedlichen Empfindlichkeit des Ohrs für hohe und tiefe Töne[1]) – mit der *Lautstärke* des Schalls in Beziehung gesetzt und dementsprechend durch die Bezeichnung *laut* bzw. *leise* charakterisiert werden. Da jede Schwingung in der Natur infolge der unvermeidlichen Reibung nicht als Perpetuum mobile weiter bestehen kann, sondern je nach der Größe der Reibung innerhalb kürzerer oder längerer Zeit zum *Abklingen* kommt, ist dadurch ein weiteres Charakteristikum der Schwingung gegeben. Physikalisch wird als Maß dieser „Dämpfung" das direkt von der Größe der Reibung abhängige Verhältnis zweier aufeinander folgender Amplituden gewählt. Da dieses subjektiv jedoch nicht unmittelbar erfaßbar ist, müssen wir zur Beurteilung des Perkussionsschalls die *Gesamtdauer* der Schallerscheinung heranziehen und demnach als dritte Qualität *kurz-* oder *langdauernd* unterscheiden. Dabei ist allerdings stets zu bedenken, daß bei gleicher Größe der Reibung ein leiser Schall rascher verschwindet als ein lauter, und weiter, daß ein hoher Ton immer rascher abklingt, als ein tiefer: Bedingt nämlich z. B. eine be-

[1] Das Maximum der Ohrenempfindlichkeit liegt bei etwa 2000 Hz (c^4). Bei etwa 100 **Hz** (G) ist die Empfindlichkeit etwa 10000fach geringer!

stimmte Reibung ein Erlöschen der Schwingungen nach Ablauf von drei Perioden, so ist die Zeitdauer der Schallerscheinungen bei einem hochfrequenten Schwingungssystem von z. B. 500 Hz gleich 3/500 Sek., während sie bei einem tief frequenten System von z. B. 100 Hz länger, nämlich 3/100 Sek. ist. Meist haben wir es in der Medizin mit sehr kurz dauerndem Schall zu tun. So klingt z. B. der bei der Perkussion der hinteren Brustkorbpartien erhaltene Lungenschall bereits nach etwa drei Perioden ab. So kurz dauernde Schallerscheinungen werden von unserem Ohr — auch wenn sie aus einer einzelnen reinen Frequenz entstanden sind — nicht als abklingender, reiner Ton, sondern als *Geräusch* empfunden. Da wir bei der Perkussion z. B. des Abdomens auch wesentlich länger anhaltende, physikalisch weniger gedämpfte Schwingungen auslösen können, bei denen dann auch sehr viel deutlicher ein „Ton" hervortritt, wird dementsprechend beim Perkussionsschall auch zwischen *tympanitisch* (klangähnlich) und *nicht tympanitisch* unterschieden. Sind dem Perkussionsschall sehr hohe, mit der Frequenz des Grundtons nicht in ganzzahligem Verhältnis stehende, also unharmonische Oberschwingungen überlagert, so spricht man von *Metallklang*. Zusammenfassend lassen sich demnach folgende „Qualitäten" des Klopfschalls aufstellen:

1. *Laut oder leise,*
2. *Tief oder hoch,*
3. *Lang oder kurz,*
4. *Tympanitisch oder nicht tympanitisch,*
5. *Metallklang.*

Zur Verdeutlichung sind sie als Schwingungsbilder in Abb. 3 dargestellt.

Einen allzu strengen physikalischen Maßstab darf man allerdings bei diesen Definitionen nicht anlegen, da — wie bereits erwähnt — die einzelnen Bestimmungsgrößen nicht völlig unabhängig voneinander sind. So ist die Lautheit des Schalls nicht allein eine Funktion der Amplitude, sondern auch maßgeblich durch die Tonhöhe bestimmt. Die subjektive Dauer des Schalls hängt nicht allein von der Reibung, sondern auch von der Ausgangsamplitude und der Tonhöhe ab usw.

Da jedoch bei der Ausübung der Perkussion keine großen Unterschiede in der Tonhöhe vorkommen und beim Vergleich auch mit gleichbleibender Intensität perkutiert wird, sind die genannten subjektiven Unterscheidungsmerkmale für den Gebrauch genügend genau und haben sich auch praktisch am besten bewährt.

Über die **Grundlagen der einzelnen Schallqualitäten** verschafft man sich zunächst am besten durch Betrachtung des einfachsten Schwingungssystems (Abb. 2) eine Übersicht. Seine **Schwingungsamplitude** nach einmaligem Anstoß (Perkussion) und damit – unter Berücksichtigung der oben genannten Einschränkungen – die Lautheit des abgestrahlten Schalls, ist in erster Linie durch die *Stärke des Stoßes* bestimmt. Aber auch dessen *Dauer* ist von Bedeutung für die Lautstärke: Ein System, das eine tiefe Eigenschwingung besitzt, wird durch einen *kurzen* Stoß weniger leicht in Schwingungen geraten, als ein solches hoher Eigenfrequenz.

Umgekehrt kann bei hoher Eigenschwingungszahl eine zu lange Stoßdauer dämpfend wirken. Die Stoßdauer selbst ist in der Hauptsache vom Gewicht des klopfenden Gegenstandes (z. B. Perkussionshammer) abhängig. Deshalb kann man sich mit der individualisierenden Finger-Finger-Perkussion am besten den vorliegenden Verhältnissen anpassen. Bei *gleicher* Stoßstärke wird ein System kleiner Masse oder geringer Elastizität[1]) zu größeren Schwingungen angeregt, als ein solches großer Masse oder großer Elastizität. Auch eine Vergrößerung der *Reibung* wirkt verringernd auf die Amplitude.

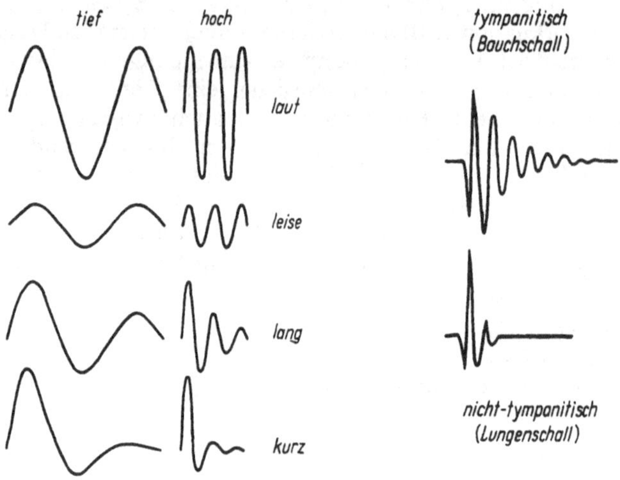

Abb. 3. Die „Qualitäten" des Klopfschalls

Als weiterer, die Lautstärke bestimmender Faktor kommt zu den bereits genannten die *Übertragung der Schwingungen an die umgebende Luft* (Abstrahlung), die sie als Zwischenträger an unser Ohr weiterleitet. Ohne auf die Gesetzmäßigkeiten der Abstrahlung näher eingehen zu können, sei nur summarisch erwähnt, daß in der Regel tiefere Schwingungen viel schlechter abgestrahlt werden als höhere. Als letzte die Lautstärke beeinflussende Größe ist dann die bereits erwähnte größere *Empfindlichkeit des menschlichen Ohrs* für höhere Töne zu nennen.

Zusammenfassend läßt sich also feststellen, daß die *Lautheit* des durch die Perkussion erzeugten Schalls von der *Intensität* und *Dauer des Stoßes*, von den *Bestimmungsgrößen des perkutierten Systems* (Masse, Elastizität und Reibung), von der *Abstrahlung* und von der *Ohrempfindlichkeit* (bzw. Frequenz) abhängt.

---

[1]) Entgegen dem allgemeinen Sprachgebrauch weist eine weiche Feder *physikalisch* geringe Elastizität auf, da die Elastizität als Verhältnis von angewendeter Kraft zu erzielter Dehnung definiert ist.

Die **Tonhöhe** des Perkussionsschalls ist – neben der Dauer des Perkussionsschlages (Einheitsimpuls) – im wesentlichen durch die Zusammensetzung des angestoßenen Systems bestimmt. Sie erniedrigt sich bei Vergrößerung der Masse, Abnahme der Elastizität oder Zunahme der Reibung bzw. erfährt bei Umkehrung dieser Vorgänge eine Erhöhung. Ein gewisser Einfluß auf die Tonhöhenempfindung wird auch durch die Art der Hörnervenerregung (Resonanztheorie) ausgeübt: Sie verursacht bei sehr kurzer Schalldauer eine höhere Klangfarbe als bei länger anhaltenden Schwingungen.

Die für die **Dauer** des Perkussionsschalls maßgebenden Faktoren wurden bereits erwähnt. Neben dem hauptsächlichen Einfluß der Reibung (physikalische Dämpfung) des Systems, darf die Intensität der anfänglichen Erregung nicht übersehen werden, da es auch von ihr abhängt, innerhalb welcher Zeit die Schwingungen bis zur Hörschwelle abklingen. Auch auf den Zusammenhang von Schalldauer und -frequenz ist nochmals hinzuweisen.

Ebenfalls fand bereits Erwähnung, daß für das Zustandekommen einer **Tympanie** vor allem ein besonders langes Andauern der Schallschwingungen, also insbesondere eine sehr geringe physikalische Dämpfung (Reibung) verantwortlich gemacht werden muß.

Auf die Bedingungen für das Zustandekommen des **Metallklangs**, dem praktisch keine große Bedeutung mehr zukommt, wird später kurz eingegangen werden.

Die eben für das einfachste Schwingungssystem abgeleiteten Gesetzmäßigkeiten gelten auch bei der *Perkussion am menschlichen Körper*. Allerdings haben wir hier noch mit einer Reihe komplizierender Einflüsse zu rechnen. Vor allem ist in der Regel *nicht ein einzelnes*, sondern es sind *mehrere* schwingungsfähige Systeme gegeben und außerdem sind Masse und Federung nicht getrennt, sondern kontinuierlich verteilt, so daß sich besonders günstige Voraussetzungen für das Schwingen in elastischen *Abteilungen* und damit das Auftreten von *Oberschwingungen* vorfinden. Die Schwingungsfähigkeit in elastischen Abteilungen bedingt ein Zurücktreten des Einflusses der Gesamtmasse insbesondere auf die Tonhöhe gegenüber der nun vorherrschenden Bedeutung der Elastizität. Am besten macht man sich die vorliegenden Verhältnisse am Beispiel der Thoraxperkussion klar, da diese auch praktisch die größte Wichtigkeit besitzt. Wir haben es hier mit zwei schwingungsfähigen Systemen zu tun (MARTINI), dem glockenförmigen *Brustkorb* und dem von diesem umschlossenen und normalerweise mit porösem Lungengewebe ausgefüllten *Hohlraum*. Die Eigenschwingung des Brustkorbs ist so tief (etwa 10 Hz), daß sie weder abgestrahlt wird, noch vom Ohr empfunden werden kann. Trotzdem sind die Eigenschaften der Brustwand von erheblicher Bedeutung für die Qualität des Klopfschalls, da es von der Intensität ihrer Schwingungen abhängt, in welcher Stärke der Hohlraum bzw. die Lunge erregt wird. Weiterhin bestimmt ihre Durchbiegbarkeit, in welchem Grade ihr die Hohlraum- bzw. Lungenschwingungen wieder aufgedrückt und abgestrahlt werden können. Deshalb sind Asymmetrien des Brustkorbs oder Pleuraschwarten, die eine Verstärkung der Brustwand bedeuten, Ursachen von Veränderungen des Perkussionsschalls, insbesondere einer Verringerung der Lautstärke. Überwiegend wird der bei der Perkussion entstehende Thoraxschall durch die Art der Ausfüllung des *Hohlraums* bestimmt. Ist dieser – wie beim *Pneumothorax* – nur von Luft erfüllt, so wird er in seiner nur wenig gedämpften Grundschwingung von etwa 100 Hz erregt und wir erhalten einen lauten (geringe Masse und Elastizität der Luft), tiefen (etwa 100 Hz = G) und so langdauernden Schall, daß manchmal sogar eine Tympanie empfunden wird. Bei Ausfüllung der Brusthöhle mit normalem Lungengewebe ergibt sich durch Zunahme der Masse und Reibung eine so erhebliche Vertiefung der Hohlraumschwingung (auf etwa 60–70 Hz = C), daß diese bei normalem Ohrabstand des Untersuchers vom Kranken (mindestens 50 cm) infolge der Abstrahlungsverhältnisse nicht mehr gehört werden kann. Dadurch kommt die nun auftretende zweite bzw. dritte Oberschwingung von etwa 130 (= c) bzw. etwa 200 Hz (= g) zur Geltung. Diese ist infolge der größeren Reibung nicht tympanitisch und wird als **„Lungenschall"** bezeichnet. Im Vergleich zum *Pneumothoraxschall* ist also der *Lungenschall leiser,* weil eine vermehrte Masse in Bewegung gesetzt und eine größere Elastizität (Härte) beim Anstoß überwunden werden muß, höher weil es sich um Oberschwingungen handelt und *kürzer,* weil die Reibung innerhalb des porösen Gewebes naturgemäß größer ist, als in Luft. Die Zunahme der Masse, die beim einfachen Schwingungssystem eine Vertiefung der Tonhöhe zur Folge hat, wirkt sich infolge des Schwingens in elastischen Abteilungen nur auf die Lautstärke aus. Man kann sich dieses Verhalten durch das Bild einer schwingenden Saite veranschaulichen, die durch entsprechende Maßnahmen in einer höheren Oberschwingung angestrichen wurde. Die Saite gibt dann trotz eventuell großer Länge denselben Schall, wie eine kurze Saite, die im Grundton schwingt, d. h. die Länge spielt in diesem Fall für die Höhe des erzeugten Tons keine Rolle, diese wird vielmehr im wesentlichen nur von der Elastizität bestimmt. Ebenso ist auch bei der Perkussion Gesamtmasse und -volumen der Lunge *ohne* Einfluß auf die Höhe des Schalls.

Nimmt infolge pathologischer Verdichtungsprozesse der Luftgehalt der Lunge ab, so wird Masse, Elastizität und Reibung vermehrt und wir erhalten infolge der eben auseinandergesetzten Verhältnisse einen Klopfschall, der leiser, höher und kürzer ist, als der „normale" Lungenschall. Man spricht in diesem Falle dann von einer **„Schallverkürzung"** (pars pro toto), **„Schallabschwächung"**, oder **„relativen Dämpfung"**. Diese *medizinische* „Dämpfung" ist streng von der *physikalischen* zu scheiden, da sie – wie gezeigt – wesentlich anderes bedeutet, als nur eine Zunahme der Reibungswiderstände, die dem physikalischen Begriff allein zugrunde liegen. Da wir mit der Bezeichnung des normalen Lungenschalls bei der großen *Variationsbreite* der Lungenelastizität, der Schwingungsfähigkeit des Brustkorbs usw. nur einen weiten Bereich abstecken und keine absolut geltende Größe aufstellen können, ist die Feststellung relativer Dämpfungen fast immer an den **Vergleich** möglichst korrespondierender Stellen der anderen Körperseite gebunden.

Kommt es zu einer *völligen* Verdichtung des Lungengewebes oder liegen der Brustwand *kompakte Organe*, wie Leber oder Nieren an, so verschwinden die tiefen Lungenschwingungen völlig und der Klopfschall erfährt dadurch eine relative Erhöhung, da nur mehr das ziemlich hochfrequente Anschlaggeräusch erzeugt wird. Infolge der erheblichen Massenvergrößerung ist der Schall auch sehr leise und entsprechend kurz.

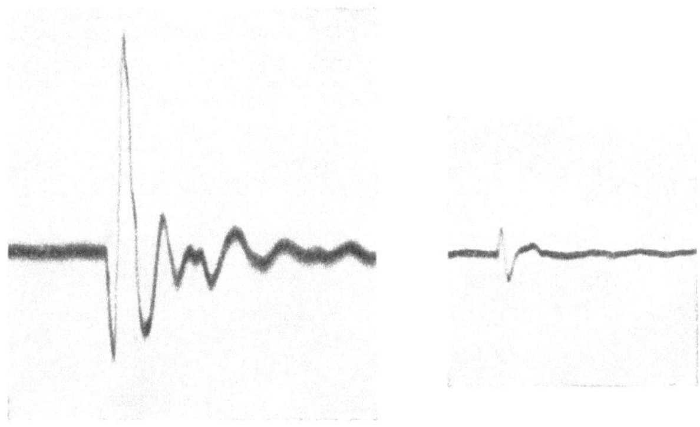

Abb. 4. Schwingungsbild des Lungenschalls und der absoluten Dämpfung
a) Lungenschall. b) Absolute Dämpfung

Auch der Plessimeterfinger empfindet ein deutliches „Resistenzgefühl". Dies wird dann als **„absolute Dämpfung"** bezeichnet (Abb. 4). *Tiefer* im Lungengewebe liegende Verdichtungen können nur dann zu einer Schalländerung im Sinn einer relativen Dämpfung führen, wenn sie nicht weiter als 5 cm von der Brustwand entfernt sind. Frühestens von dieser Tiefe an wird – um bei dem oben genannten Vergleich zu bleiben – der Grundton der verkürzten Saite (Lungengewebe zwischen Verdichtung und Brustwand) höher als die Oberschwingungen der langen Saite (gesamtes Lungengewebe).

Überblickt man das Ergebnis der am Beispiel der Brustperkussion durchgeführten Erörterungen noch einmal, so lassen sich folgende, praktisch wichtigen Tatsachen hervorheben:

1. **Luftgehalt der Gewebe** ergibt einen *lauten, tiefen* und *langdauernden* Perkussionsschall. Bei großen Höhlen, z. B. Kavernen, Magen, geblähter Darm ist dieser tympanitisch („Darmschall"). Auch bei Entspannung des Lungengewebes in der Nähe großer Infiltrationen oder Ergüsse hat der Klopfschall tympanitischen Beiklang.

2. **Luftleere Gewebe** oder Ergüsse geben einen *leisen, hohen* und *kurzen* Schall, wie man ihn auch beim Beklopfen von Muskulatur erhält (*Schenkelschall*). Zwischen dieser absoluten „Dämpfung" und dem normalen Lungenschall findet sich ein kontinuierlicher Übergang von Schallveränderungen, die als relative Dämpfung bezeichnet werden und ihre Ursache entweder in teilweiser Infiltration oder Verringerung der Schichtdicke des Lungengewebes unter 5 cm haben.

2. Lungenperkussion

Die Perkussion der Lungen bezweckt

1. Die Feststellung der **Lungengrenzen** und ihrer Verschieblichkeit und

2. eine **Prüfung des Luftgehalts** der Lungen bzw. einzelner Abschnitte derselben, die in der Regel nur durch Vergleich symetrischer Partien durchgeführt werden kann (*vergleichende Perkussion*).

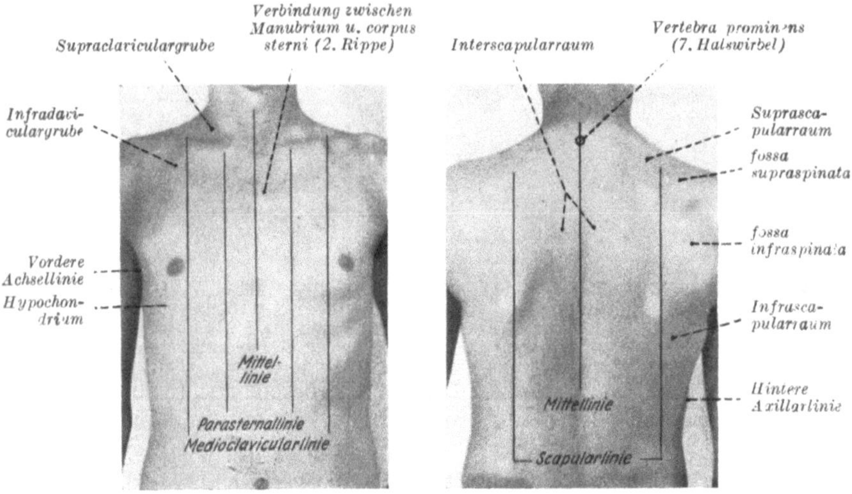

Abb. 5. Vordere und hintere Orientierungslinien am Brustkorb

Vor Beginn der Perkussion orientiert man sich zweckmäßig über die **Regionen des Brustkorbs** und die vorliegenden anatomischen Verhältnisse (Abb. 5).

Von oben beginnend sind zunächst die beiden *Schlüsselbeingruben* zu nennen, die jeweils durch den Rand des Kopfnickers, den Rand des Trapezius und das Schlüsselbein begrenzt werden und zwischen sich die *fossa jugularis* einschließen. Diese wird nach unten durch das Manubrium sterni abgeschlossen, das in einem *stumpfen Winkel* (Louisscher Winkel) knorpelig mit dem Corpus sterni verbunden ist. Die als Wulst fühlbare

Verbindung entspricht dem *Ansatz der zweiten Rippe* und dient als Ausgangspunkt beim *Abzählen der Rippen an der Vorderseite des Brustkorbes*. An dieser unterscheidet man weiter die beiden *fossae infraclaviculares* und vom unteren Rand des großen Brustmuskels nach abwärts bis zum Rippenbogen das linke und rechte *Hypochondrium*. Zur Ergänzung dieser durch horizontale Linien begrenzten Regionen sind vereinbarungsgemäß eine Reihe *vertikaler Linien* gebräuchlich (Abb. 5). Neben der *Mittellinie* wird in der Praxis am häufigsten die *Mamillarlinie* genannt. Da die Lage der Brustwarze nicht nur bei weiblichen Individuen häufig schwankt, ist diese besser durch die Halbierungslinie der Clavicula, die *Medioclavicu-*

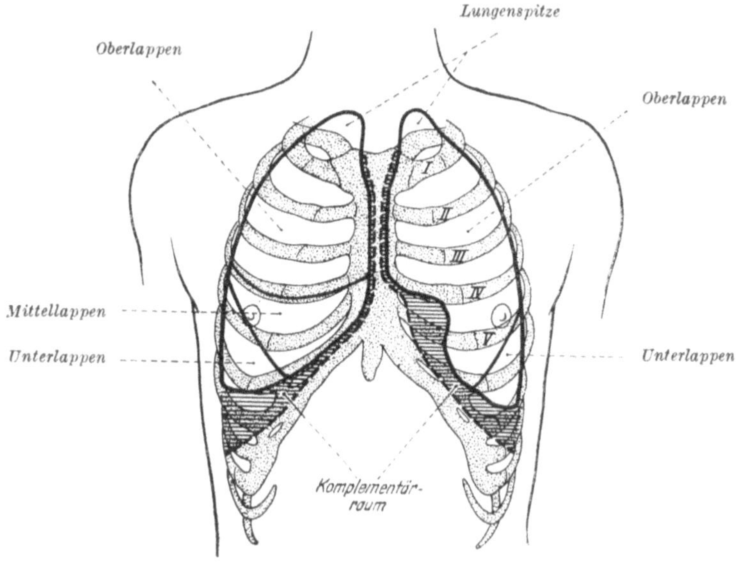

Abb. 6. Lungen- und Pleuragrenzen von vorn (nach CORNING)

larlinie zu ersetzen. Durch den Sternalrand wird die *Sternallinie*, durch die Mitte zwischen Sternalrand und Medioclavicularlinie die *Parasternallinie* gezogen. Seitlich geht durch die vordere Achselfalte die *vordere Axillarlinie*, durch die Mitte der Achselhöhle die *mittlere Axillarlinie* und durch die hintere Achselfalte die *hintere Axillarlinie*. Am Rücken ergibt die Reihe der *Dornfortsätze* die Mittellinie. Durch den *angulus scapulae* läuft bei herabhängenden Armen die *Scapularlinie*. In der Höhe orientiert man sich hier am besten nach den Dornfortsätzen, die von dem meist deutlich vorspringenden 7. Halswirbel (*vertebra prominens*) aus gezählt werden. Sind zwei Dornfortsätze prominent, so ist der untere, bei dreien, der mittlere der gesuchte Wirbel. An *Regionen* unterscheidet man am Rücken die *fossa supra-* und *infraspinata*, oberhalb und unterhalb der Schulterblattgräte, und den *Suprascapularraum* oberhalb bzw. den *Infrascapularraum* unterhalb des Schulterblattes. Der zwischen beiden Schulterblättern gelegene Raum heißt *Interscapularraum*.

Die anatomischen Verhältnisse der *Lungengrenzen* bzw. des Pleurasackes sind in Abb. 6 und 7 dargestellt. Besonders sei auf den *Komplementärraum der Pleura* aufmerksam gemacht, der bei tiefer Einatmung durch die keilförmig vordringende Lunge ausgefüllt wird. Wichtig ist auch die Kenntnis der einzelnen *Lungenlappen*, deren Zahl rechts drei, links zwei beträgt. Ihre Lage ist derart, daß man am Rücken auch rechts

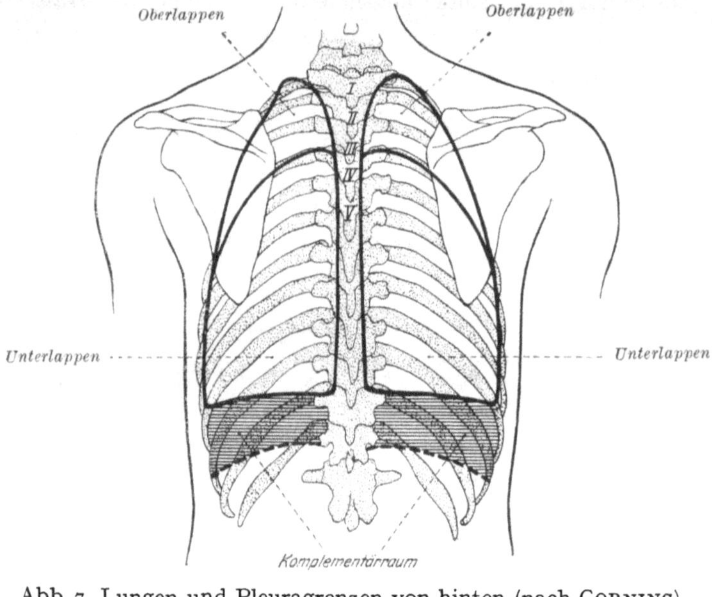

Abb. 7. Lungen und Pleuragrenzen von hinten (nach CORNING)

nur Ober- und Unterlappen vor sich hat, während an der Vorderseite des Thorax links fast nur der Oberlappen und rechts Ober- und Mittellappen anliegen.

Die Einteilung in Ober-, Mittel- und Unter*feld* der Lunge ist eine röntgenologische, die durch die Projektion des Röntgenbildes auf eine Ebene bedingt ist. Für die Perkussion usw., bei der wir auch räumlich zwischen vorn und hinten unterscheiden können, ist diese röntgenologische Einteilung unzweckmäßig.

Auch der Verlauf der *Bronchien* ist von Bedeutung, um – insbesondere bei der Auskultation – diagnostische Fehlschlüsse zu vermeiden. In dieser Hinsicht ist besonders bemerkenswert, daß die Luftröhre bis zum vierten Wirbelkörper nur durch die Speiseröhre getrennt dicht an der Wirbelsäule entlang läuft und vom rechten weiteren Hauptbronchus bereits kurz nach der Bifurkation der starke Ast für den *rechten Oberlappen* abgeht. Erwähnenswert ist auch die Lage der tracheobronchialen *Lymphdrüsen*, die in ihrer Mehrzahl am inneren Winkel der Bifurkation, im Zentrum des Brustkorbes, liegen und deshalb von dessen Vorder- und Rückseite durch so dicke Gewebeschichten getrennt sind, daß auch bei evtl. Vergrößerung ein perkutorischer Nachweis unmöglich ist.

Zur **Vornahme der Lungenperkussion** läßt man den Oberkörper des zu Untersuchenden *völlig entkleiden*. Eine Untersuchung durch den sog. „Kassenschlitz", d. h. durch das nach Öffnung der vorderen Hemdknöpfe entstehende Dreieck, ist unwürdige Täuschung. Man achte auf gleichmäßige Beleuchtung, um *Unsymmetrien* des Brustkorbes, deren Bedeutung für die Perkussion bereits erwähnt wurde, erkennen zu können und sorge durch Entfernung störender Nachttische usw. dafür, daß man selbst in bequemer Haltung und bei möglichst gleichmäßigem Abstand untersuchen kann. In der Sprechstunde können Gefähige im *Stehen* oder auf einem Stuhl ohne Lehne *sitzend* perkutiert werden. Vielfach ist es auch hier gebräuchlich, im *Liegen* zu untersuchen, da der Kranke zur Durchführung der Palpation usw. doch in die horizontale Lage gebracht werden muß. Zur Untersuchung auf der Rückseite des Brustkorbes ist dann – ebenso wie beim Bettlägerigen – ein *Aufsetzen* erforderlich, wobei besonders auf eine gute *Entspannung der Muskulatur* zu achten ist, da jede Muskelspannung zu Klopfschallveränderungen führt (schreiendes Kind!). Beide Schultern sollen lose herabhängen und die Schulterblätter durch leichtes Kreuzen der Arme auf dem Leib aus dem Wege geschafft sein. Jedes Aufstützen der Arme muß unbedingt vermieden werden. Der Kopf ist etwas nach vorn zu beugen, aber nur soweit, daß keine stärkere Krümmung der Brustwirbelsäule entsteht. *Schwerkranke* müssen in dieser Haltung natürlich so *gestützt* werden, daß die helfende Hand kein Hindernis darstellt (Abb. 8). Dies kann dadurch geschehen, daß die Schwester dem Kranken von vorn unter die Arme greift und ihn so zu beiden Seiten des Brustkorbes (ohne Hochschieben der Schultern!) festhält. Als brauchbar hat sich auch die Unterstützung am Nacken erwiesen, die mit einer Hand ausgeführt werden kann. Völlig zu verwerfen ist die oft gesehene Methode, daß man, vom Fußende des Bettes aus, den Kranken an beiden Händen nach vorn ziehen läßt. Schulterblätter und Brustkorb werden dadurch in eine für die Untersuchung höchst ungünstige Lage gebracht, die außerdem auch durch Zusammenpressen des Leibes und Hochdrängen des Zwerchfells den Kranken erheblich bei der Atmung behindert. Größte Schonung ist aber gerade hier notwendig, da die mit längerem Aufsitzen verbundene Anstrengung oft genügt, einen an der Grenze der Leistungsfähigkeit stehenden Kreislauf (z. B. bei Pneumonie) zum Versagen zu bringen. In solchen Fällen soll keine Untersuchung zu viel, aber auch keine zu wenig ausgeführt werden und die Perkussion *cito, tuto et jucunde* (EDENS) zur Ausführung gelangen. Eine rasche und sichere Durchführung der Untersuchung, die nicht mit Flüchtigkeit zu verwechseln ist, erhöht auch deren *Genauigkeit*, da bei öfterer Wiederholung der Perkussion das Gehör in seinem Unterscheidungsvermögen mehr und mehr ermüdet.

Bei der Bestimmung der **Lungengrenzen** beginnt man in der Regel

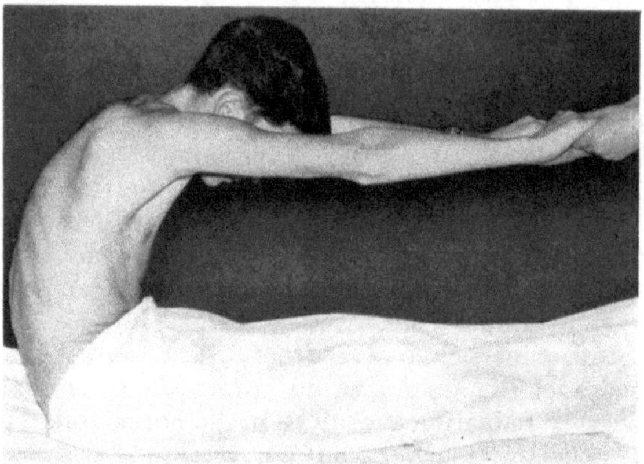

a

a) falsch, b) und c) richtig

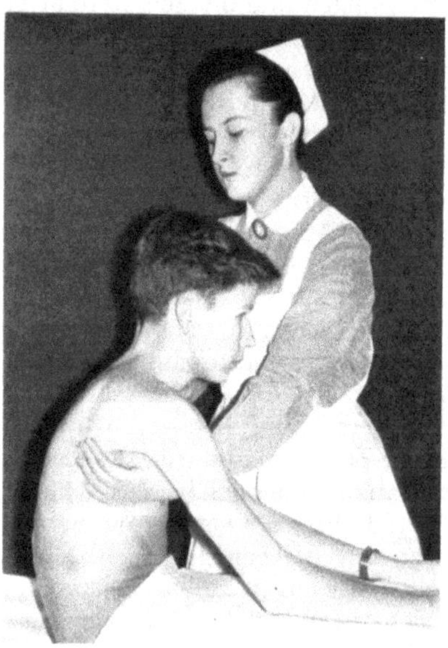

b

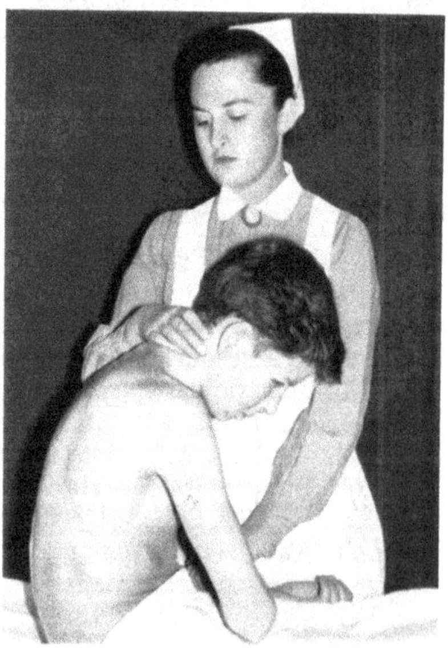

c

Abb. 8. Unterstützung des Kranken bei der Untersuchung

rechts vorne und perkutiert in der *Medioclavicularlinie* von der fossa infraclavicularis aus nach abwärts. Dabei kann man sich oben mit der Perkussion in jedem Interkostalraum begnügen und wird erst nach unten hin, gegen die erwartete Grenze zu, die Abstände enger wählen. Der *Perkussionsschlag* ist dabei zweckmäßig mittelstark, da bei Erschütterung eines zu großen Bezirks die Genauigkeit leidet. Bei dickeren Leuten, muß allerdings ein kräftigerer Stoß angewendet werden, um das Fettpolster zu durchdringen. Von etwa der vierten Rippe an bemerkt man dann beim Abwärtsperkutieren ein allmählich zunehmendes Leiser-, Höher- und Kürzerwerden des Klopfschalls (relative Dämpfung), weil die Wölbung der Zwerchfellkuppel eine keilförmige Zuspitzung der Lungenränder bewirkt und von der Höhe dieser Rippe an der oben bereits genannte Grenzwert einer Schichtdicke von 5 cm Lungengewebe unterschritten wird. Die Feststellung des Beginns dieser relativen Dämpfung ist deshalb ohne praktischen Wert. Mit Erreichung des unteren Randes der 6. oder oberen Randes der 7. Rippe wird die Dämpfung absolut, es ist also keinerlei Lungengewebe mehr, sondern nur noch Leber unter der Brustwand vorhanden. An dieser Stelle liegt die tatsächliche Grenze der Lunge und wird durch einen Punkt mit dem Hautstift (Dermatograph) markiert. Ebenso verfährt man nun in der rechten mittleren Axillarlinie und am Rücken in beiden Scapularlinien. Links ist nur noch in der hinteren Axillarlinie eine sichere Grenze gegen die Milz zu finden, weiter nach vorn grenzt die Lunge an die Magenblase, von deren tympanitischem Schall der Lungenschall nicht genau genug abgegrenzt werden kann. Die gefundenen Punkte liegen in einer um den Brustkorb laufenden Linie und sind unmittelbar zu verbinden. Links ist diese Linie in gleicher Höhe von dem in der hinteren Axillarlinie gefundenen Punkt aus nach vorn zu verlängern, bis sie auf die später zu besprechende Herzdämpfung trifft. Die so bestimmte untere Lungengrenze weist normalerweise folgenden Verlauf auf (Abb. 9): In der rechten Medioclavicularlinie: unterer Rand der 6. Rippe; in der mittleren Axillarlinie: unterer Rand der 7. Rippe; in den Scapularlinien: 9. Rippe; neben der Wirbelsäule: 11. Brustwirbeldorn.

Die angegebenen Werte gelten für den stehenden Kranken. Im Liegen rückt die rechte untere Lungengrenze etwas nach unten, im Sitzen finden sich sämtliche Punkte etwas höher. Kleine Differenzen sind ohne praktische Bedeutung, zumal die *Fehlergrenze* der Methode, die mit der *Breite eines Querfingers* angesetzt werden kann, stets im Auge behalten werden sollte.

Bei starker Ein- bzw. Ausatmung ist die **respiratorische Verschieblichkeit** gut festzustellen. Nachdem bei ruhiger Atmung die Lungengrenze aufgezeichnet ist, bestimmt man diese, indem man den Patienten tief einatmen läßt. Nun perkutiert man rasch abwärts, bis sich wieder absolute Dämpfung einstellt und markiert diese Grenze. Ebenso verfährt man bei maximaler Ausatmung. Auf diese Weise kann man die respiratorische Verschieblichkeit in Zahlen angeben und findet in der Medioclavicularlinie Werte von 5 bis 6 cm, in der Axillarlinie etwa 10 cm und in der Scapularlinie 4 bis 6 cm. In der Praxis begnügt man sich meist mit der einfachen Feststellung der Verschieblichkeit in der Scapularlinie und läßt den Finger bei der Ein- und Ausatmung an einer mittleren Stelle, etwas unterhalb der bei ruhiger Atmung gefundenen Lungengrenze liegen. Ist der Lungenrand verschieblich, so wird der Schall bei der Einatmung deutlich lauter, tiefer und länger. Zur Orientierung ist diese Methode ausreichend, bei Verdacht auf Rippenfellverwachsungen oder Ähnliches wird man natürlich entsprechend dem oben geschilderten genaueren Verfahren vorgehen.

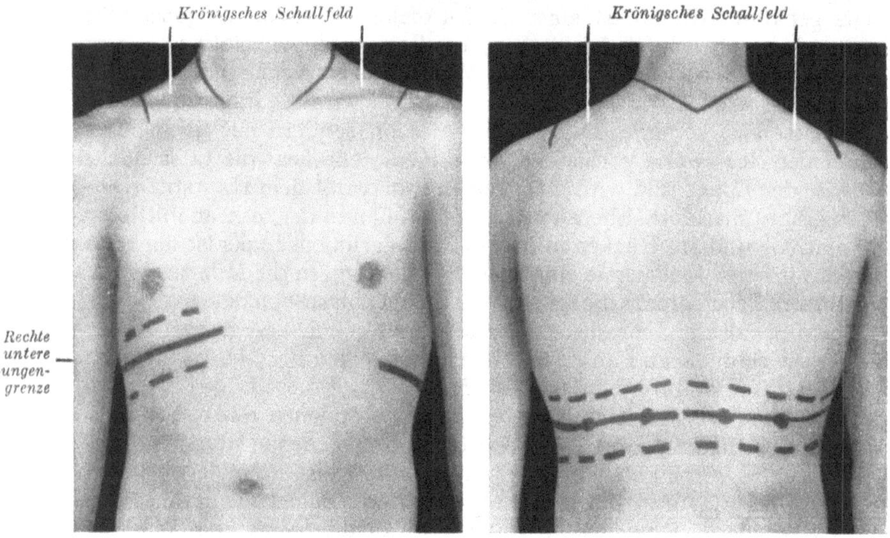

Abb. 9. Lungengrenzen mit Krönigschem Schallfeld vorn und hinten (Maximale respiratorische Verschiebung gestrichelt)

Bei der **Feststellung der oberen Lungengrenzen** gibt die Perkussion keine genaue topographische Bestimmung der Lungenspitzen, sondern lediglich einen trägerförmig um die Schultern verlaufenden Bereich von verkürztem Lungenschall, das KRÖNIGsche Schallfeld (Abb. 9). Man geht bei der Bestimmung so vor, daß man – am besten hinter dem Patienten stehend – am Rand des *M. trapezius* mit mittelstarken Schlägen nach abwärts perkutiert und an der Stelle, wo der absolut gedämpfte Schall der Muskulatur die ersten Spuren eines Lauter-, Länger- und Tieferwerdens zeigt, den Stand der Lungenspitze markiert. Es haftet dieser Grenze eine gewisse Unsicherheit an und ihre Bedeutung liegt mehr darin, *Unterschiede zwischen der rechten und linken Spitze* darzustellen.

Dieses Ergebnis ist auch praktisch durchaus ausreichend, da bei der heutigen Entwicklung der Untersuchungsverfahren die Diagnose feinerer Veränderungen im Stand der Lungenspitzen viel besser röntgenologisch gestellt wird.

Nach Aufzeichnung der Lungengrenzen geht man zur **vergleichenden Perkussion** über, die eine Ermittlung der Elastizitätsverhältnisse bzw. des Luftgehalts einzelner Lungenabschnitte ermöglicht.

Der Geübte wird häufig beides kombinieren, d. h. die oberen Lungenpartien zuerst vergleichend perkutieren und unten sofort die Bestimmung der Grenzen anschließen. Für den Anfänger empfiehlt sich mehr das getrennte Vorgehen.

In der Regel handelt es sich um einen *Vergleich zwischen rechts und links*, da man an den symmetrischen Körperseiten am leichtesten die Vorbedingungen völliger Gleichheit der zu vergleichenden Stellen erfüllt finden wird. Deshalb ist auch besonders auf Asymetrien des Brustkorbes, leichte Wirbelsäulenverbiegungen oder einseitig stärkere Entwicklung der Muskulatur (Linkshänder!) zu achten. Ebenso müssen die – zweckmäßig mittelstarken – Perkussionsschläge von *gleicher Intensität* sein und der Plessimeterfinger immer mit *gleichstarkem* Druck aufgelegt werden. Man achte auch darauf, daß beiderseits entweder im *Zwischenrippenraum* oder evtl. auf der Rippe perkutiert wird. Meist beginnt man am Rücken beiderseits oberhalb des Schulterblattes, vergleicht dann den Schall im Interscapularraum und schreitet so von Zwischenrippenraum zu Zwischenrippenraum nach abwärts bis zur unteren Lungengrenze fort. Ebenso vergleicht man an der Vorderseite, wo man mit den Supraclaviculargruben beginnt, die aber auch hinter dem Kranken stehend, perkutiert werden können. In jedem Fall ist darauf zu achten, daß dessen Kopf nicht gedreht wird, da sonst durch die einseitige Anspannung der Halsmuskulatur Klopfschalldifferenzen vorgetäuscht werden. In den unteren Teilen der Vorderseite des Brustkorbes muß man links der Herzdämpfung ausweichen und mehr seitliche Partien zum Vergleich heranziehen. Unter Umständen können dann auch noch die beiden Axillargegenden vergleichend perkutiert werden.

Während auf diese Weise der *Vergleich* einander gegenüberliegender, *symmetrischer* Thoraxpartien mühelos gelingt, ist es nur sehr unsicher möglich, auf *derselben* Seite einen Vergleich zwischen oben und unten zu ziehen, da sich der Schall von der Spitze nach abwärts stets ändert, ohne daß sich ein festes Verhältnis zwischen dem Schall der Lungenspitze und dem der Basis angeben läßt. Schreitet man allerdings in kleinen Intervallen in einer Linie fort (*Streifenperkussion*), so werden gröbere Änderungen des normalerweise nach abwärts immer lauter werdenden Schalls auffallen und so ein größerer infiltrativer Herd nachgewiesen werden können. Symmetrisch gelagerte krankhafte Prozesse, die sich z. B. oft bei der Tuberkulose finden und naturgemäß der gewöhnlichen vergleichenden Perkussion entgehen müssen, können bei größerer Ausdehnung auf diese Weise gefunden werden. Feine Klopfschalldifferenzen, die auf derselben Seite beim Vergleich zwischen oben und unten auftreten, lassen sich jedoch aus den angeführten Gründen nicht verwerten. Insbesondere wird man gut daran tun, der vom Anfänger so oft diagnostizierten „Dämpfung über beiden Spitzen“ recht skeptisch gegenüber zu stehen.

3. Herzperkussion

Nach Feststellung der Lungengrenzen und Durchführung der vergleichenden Perkussion pflegt man bei der Untersuchung eines Kranken die **Bestimmung der Herzgrenzen** vorzunehmen. Als ***Ziel der Perkussion*** erstrebt man dabei eine Projektion der Herzfigur auf die vordere Brustwand zu erhalten, ganz ähnlich wie das Röntgenbild eine Projek-

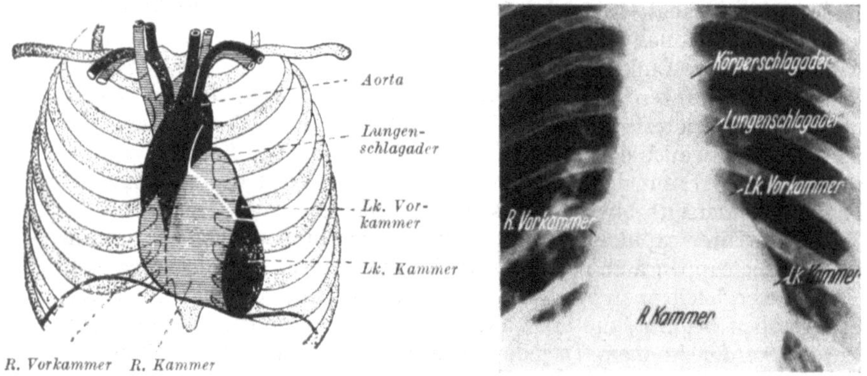

Abb. 10. Randbildende Teile des Herzens
a nach BRAUS, b Röntgenbild eines normalen Herzens

tion des Herzens auf die Ebene des Films liefert. Trotzdem das Herz zum größten Teil von Lungen bedeckt ist und nur ein kleiner Bezirk der vorderen Brustwand direkt anliegt, läßt sich das angegebene Ziel mit Hilfe der Perkussion doch erreichen, da die Dicke der bedeckenden Lungenschicht nirgends 5 cm übersteigt. Nach dem früher Gesagten müssen sich also die *wahren Herzgrenzen* gegenüber dem Lungenschall durch eine *relative Dämpfung* (*relative Herzdämpfung*) abzeichnen, nur die Größe des kleinen, *nicht von Lungen bedeckten Bezirks* wird durch eine *absolute Dämpfung* (*absolute Herzdämpfung*) bestimmbar sein.

Anatomisch sind, wie auch in Abb. 10 dargestellt ist, folgende Teile des Herzens **randbildend**: Rechts unten der rechte Vorhof, dann die Vena cava superior bzw. Aorta ascendens. Links oben folgt auf den Bogen der Aorta der Pulmonalbogen, dann der linke Vorhof und zuletzt mit einem schmalen Saum der linke Ventrikel.

Bei der Perkussion baut man die relative Herzdämpfung auf der rechten unteren Lungengrenze auf, die bereits vorher bestimmt wurde. Im allgemeinen wird mit mittelstarken Schlägen perkutiert, doch führt auch eine leise Perkussion zum gleichen Ergebnis. *Entscheidend ist die durch ein lockeres Handgelenk erzielte Kürze der Stoßzeit, da durch einen länger dauernden Stoß, die für die relative Dämpfung charakteristischen, höheren Schwingungen kaum zur Auslösung kommen.* Der Plessimeterfinger liegt in der angegebenen Haltung im *Interkostalraum* und man perkutiert nun auf der rechten Seite beginnend und immer dem Verlauf der Interkostalräume folgend von allen Seiten *konzentrisch auf das Herz zu.* Die *rechten* Grenzen werden am besten von der *linken* Seite des Kranken und die

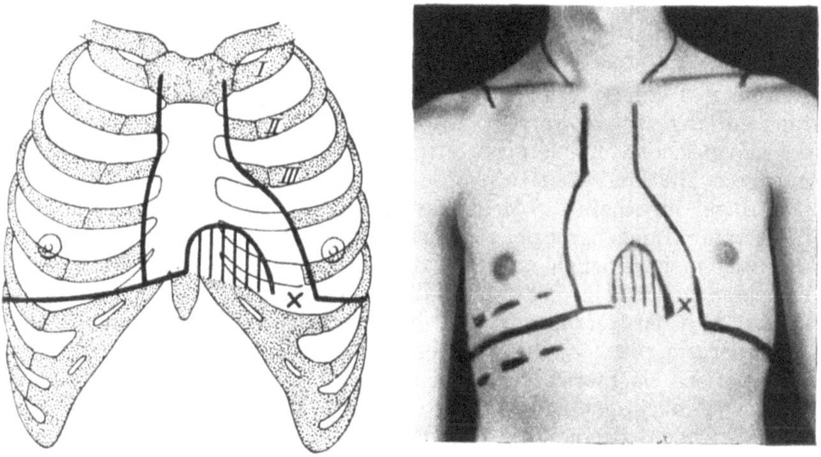

Abb. 11. Relative und absolute (////) Herzdämpfung, (× Spitzenstoß)

linken von dessen *rechter* Seite aus perkutiert. Jeder Punkt, an dem der Lungenschall leiser, höher und kürzer wird, ist zu markieren. Die Verbindung der einzelnen Punkte ergibt dann die in Abb. 11 dargestellte *Dämpfungsfigur*, die eine Projektion der genannten randbildenden Teile des Herzens auf die vordere Brustwand darstellt. Der oben zu beiden Seiten des Brustbeins verlaufende Dämpfungsstreifen entspricht *den* Gefäßteilen, die der Brustwand naheliegen, während der tieferliegende Aortenbogen und die Aorta descendens sich dem Nachweis entziehen.

Man kann die **Größe** der gefundenen Dämpfungsfigur, besonders den größten Abstand von der Mitte zur rechten Grenze und ebenso zur linken Grenze mit dem Maßband ausmessen und in Zentimetern angeben. Für den Abstand Mitte-Rechts gelten dabei 3,5 bis 4,5 cm und für den Abstand Mitte-Links 7,5 bis 8,5 cm als regelrecht. Kritisch betrachtet täuschen jedoch diese Maße eine absolute Genauigkeit vor, die der Methode nicht in *dieser* Form zukommt; denn die vordere Brustwand ist nicht eine plane, sondern gewölbte Fläche und vor allem ist zu bedenken, daß die Größe eines Herzens nur bei gleichzeitiger Berücksichtigung von Größe, Gewicht, Alter und Brustkorbform des Untersuchten richtig gewertet werden kann. Eine wichtige Rolle spielt auch die körperliche Betätigung bzw. der Trainingszustand (regulative Dilatation bei vagotoner Schonstellung des Kreislaufs) des Untersuchten für die Beurteilung der Herzgröße. Normalmaße lassen sich also auch mit verfeinerter Methode nicht angeben. Beim Erwachsenen steht die Herzgröße zur Ausdehnung des Brustkorbes in einem anderen Verhältnis als beim jüngeren Kind, dessen Herz im Verhältnis zum Thorax größer ist als beim Erwachsenen. Man gibt deshalb besser *relative Maße* an, die sich an der Größe des Brustkorbes orientieren, und kann in diesem Sinn folgenden Verlauf der relativen Herzdämpfung als normal bezeichnen: Rechts unten etwa ein Querfinger über dem Brustbeinrand und nach oben im Gefäßgebiet am Sternalrand. Links oben zieht die Gefäßdämpfung ebenfalls am Sternalrand entlang nach abwärts, bis in Höhe der 3. Rippe die obere Grenze der eigentlichen Herzdämpfung erreicht wird. Von hier läuft die Grenze in einem linkskonvexen Bogen weiter und schneidet dann etwa einen Querfinger innerhalb der Medioclavicularlinie die nach vorn verlängerte linke untere Lungengrenze (Abb. 11). Eine Abgrenzung des Herzens nach *unten* ist nicht möglich, da gegen die absolute Dämpfung der darunterliegenden Leber kein scharfer Schallunterschied zu erhalten ist.

Die **Lage der Herzfigur** ist deutlich vom *Zwerchfellstand* abhängig und zeigt dementsprechend bei tiefster Inspiration bzw. Exspiration auch perkutorisch nachweisbare Änderungen. Da wir beim *Astheniker* mit seinem schmächtigen Brustkorb in der Regel einen Tiefstand des Zwerchfells vorfinden, ist hier die Dämpfungsfigur *steilgestellt*, während beim gedrungenen Brustkorb des *Pyknikers* der Zwerchfellhochstand zu einer *breiten, querliegenden Herzfigur* führt. Diese Veränderungen sind also allein durch die *Lage* des Herzens bedingt und haben mit dessen Größe nichts zu tun. Allerdings findet sich beim leptosomen Habitus auch häufig eine Hypoplasie des Herzens, so daß sich zusammen mit der durch Lageänderung bedingten Steilstellung das Bild des fast median gestellten Tropfenherzens bietet.

Während die relative Herzdämpfung Ausdruck der wirklichen Größenverhältnisse des Herzens ist, kommt der Bestimmung der **absoluten Herzdämpfung** eine praktisch geringere Bedeutung zu. Eine absolute Dämpfung ist ja nur dort festzustellen, wo das Herz der vorderen Brustwand direkt, also ohne Zwischenlagerung von Lungengewebe anliegt. Die perkutorische Bestimmung dieses kleinen Bezirks kann darüber Auskunft geben, ob eine Lungenblähung vorliegt, die zu einer stärkeren Bedeckung des Herzens geführt hat, oder ob sich schrumpfende Prozesse an den Atmungsorganen abspielen, die dann durch eine Entblößung des Herzens kenntlich werden. Zwischen der Größe des Herzens und der Ausdehnung *der absoluten* Herzdämpfung kann somit kein kausaler Zusammenhang *engerer Art* erwartet werden, es sei denn, daß bei erheblichen Erweiterungen desselben auch die Lungenränder zur Seite gedrängt werden. Dies gilt besonders für Vergrößerungen der rechten Herzkammer und hier kann die Perkussion der absoluten Herzdämpfung sogar in Einzelfällen der Röntgendiagnose überlegen sein (Beriberi-Herz).

Bei der *Ausführung der Perkussion* zur Bestimmung der *absoluten* Herzdämpfung müssen die Schläge so *leise als irgend möglich* sein, da sich die Grenzen zum Teil im Bereich des Brustbeins finden, das auch schwingungsfähige Lunge bedeckt und bei stärkerem Klopfen – wie ein Plessimeter – diese zum Mittönen bringen würde. Außerdem liegen Magenblase und geblähte Därme in so naher Nachbarschaft, daß ihre Tympanie allzu leicht zum Anklingen gebracht wird. Perkutiert man genügend leise, so trifft die Grenze der absoluten Herzdämpfung die Verlängerung der rechten unteren Lungengrenze in der Mittellinie, zieht von hier zum vierten linken Interkostalraum und von da etwa in zwei bis drei Querfinger Abstand ungefähr parallel zur relativen Dämpfung bogenförmig nach links unten (Abb. 11).

4. Perkussion des Abdomens

Zur topographischen Orientierung unterscheidet man in der Klinik am Abdomen folgende **Regionen**: Rechte und linke Ober- bzw. Unterbauchgegend, Magengrube (Epigastrium), Nabelgegend und Blasengegend.

Perkutorisch ist über dem Hauptteil des Abdomens ausgesprochen *tympanitischer Schall*, sogenannter Bauchschall, nachzuweisen. Zwei solide Organe – Leber und Milz – grenzen sich davon durch eine deutliche Dämpfung ab.

Die **Perkussion der Leberdämpfung** nimmt ihren Ausgang ebenfalls von der *rechten unteren Lungengrenze*. Diese fällt zwar keineswegs mit der oberen Begrenzung der Leber zusammen, die sich als mächtiges Organ in die durch das Zwerchfell gebildete Kuppel lagert (Abb. 12), doch ist die Höhe dieser Kuppel so weit von der vorderen und hinteren Brustwand entfernt, daß sie sich dem perkutorischen Nachweis entzieht. Von der unteren Lungengrenze perkutiert man zunächst in der Medioclavicularlinie nach abwärts bis die absolute Dämpfung in tympanitischen Schall übergeht. Man muß auch hier so *leise* wie möglich perkutieren, damit die unter der zunehmend schmaler werdenden Leberkante gelegenen, lufthaltigen Organe des Magen-Darm-Kanals nicht miterschüttert werden. Erfahrungsgemäß wird die Leberdämpfung häufig zu klein perkutiert. Hat man sich den in der Mamillarlinie gefundenen Punkt markiert, so perkutiert man ebenso in der rechten Axillarlinie und in der Mittellinie nach unten. Zur Kontrolle wird nun etwas unterhalb der gefundenen Punkte beginnend nach aufwärts perkutiert und ebenso links von der Mittellinie etwas schräg in Richtung zur rechten Schulter hin aufwärts perkutierend die Punktreihe vervollständigt. Der Geübte verzichtet meist auf die Kontrolle der absteigenden Perkussion und perkutiert nur aufsteigend. Verbindet man die gefundenen Punkte, so ergibt sich die in Abb. 13 dargestellte Linie. Sie verläuft in der Achsellinie dicht oberhalb des Rippenbogens, schneidet in der Mamillarlinie spitzwinkelig den Rippenbogen, durchquert in der Mitte zwischen Schwertfortsatz und Nabel die Mittellinie und endet in der Gegend der Herzspitze. Auch unter normalen Verhältnissen kann diese Dämpfungsfigur verkleinert sein, wenn geblähte Darmschlingen den Leberrand überlagern oder infolge Meteorismus eine Drehung des Organs nach hinten in sogenannte *Kantenstellung* zustande gekommen ist. *Dämpfungsfigur und Organgröße korrespondieren also bei der Perkussion der Leber durchaus nicht immer.* Darauf sei besonders hingewiesen.

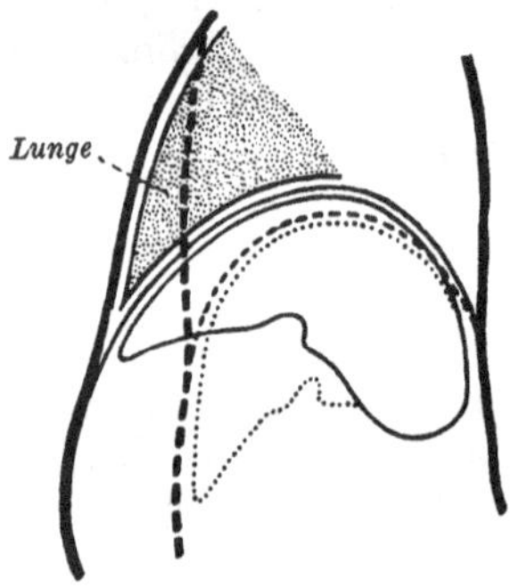

Abb. 12. Sagittalschnitt mit Kantenstellung der Leber (nach EDLEFSEN) Ausgezogene Linien = Kantenstellung. Punktierte Linien = Normalstellung

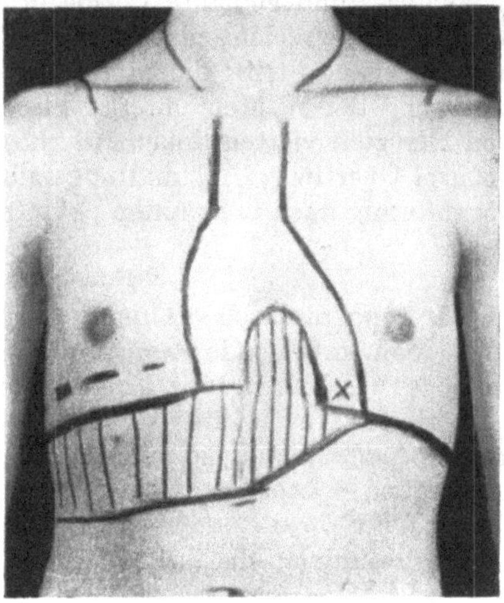

Abb. 13. Leberdämpfung

Auch die **Milz** ist perkutorisch nicht in ganzer Ausdehnung zu erfassen, da ein Teil des Organs unter der linken Zwerchfellhöhlung liegt und von Lunge überlagert wird. Da aber der größere Teil des Organs an schallgebende Medien grenzt, ist die *Größe der Dämpfungsfigur* ein praktisch brauchbarer Anhalt für die *Milzgröße.* Die Perkussion ist entweder im Stehen oder bei halbrechter Seitenlage des Patienten durchzuführen, der dabei seinen linken Arm über den Kopf nimmt. Man beginnt in der hinteren Axillarlinie, wo die linke untere Lungengrenze die obere Grenze der Milzdämpfung darstellt. Nach abwärts perkutierend gelangt man dann an einen Punkt, wo der gedämpfte Schall des Organs in die Tympanie des Darms umschlägt und hat dort die untere Grenze der Milzdämpfung zu markieren. Die in der hinteren Axillarlinie so bestimmte Strecke wird als *Milzbreite* oder *Milzhöhe* bezeichnet und soll im Normalzustand 7 cm nicht überschreiten. Nicht selten ist allerdings die untere Grenze infolge starker Kotfüllung des Colons nicht zu bestimmen. Der vordere Pol der Milz und weitere Punkte der elliptischen Dämpfungsfigur werden dadurch erhalten, daß man vom Rippenbogen aus nach rückwärts, dem Verlauf der Interkostalräume folgend perkutiert. Die untere Grenze entspricht dann ziemlich genau dem Verlauf der 11. Rippe und der vordere Pol steht etwa 3 Querfinger vom Rippenbogen entfernt (Abb. 14). Für die Beurteilung der Größe der Milzdämpfung gilt ebenso, wie bereits für die Leberdämpfung erwähnt, daß sie nicht nur von der Größe des Organs abhängt, sondern auch durch *Veränderungen der Nachbarschaft* variieren kann. Die schon genannte Kotfüllung des Colons oder noch mehr eine starke Gasblähung desselben können alle Bemühungen vereiteln. Man kann sich in solchen Fällen nur so helfen, daß man die Perkussion zu verschiedenen Zeiten wiederholt.

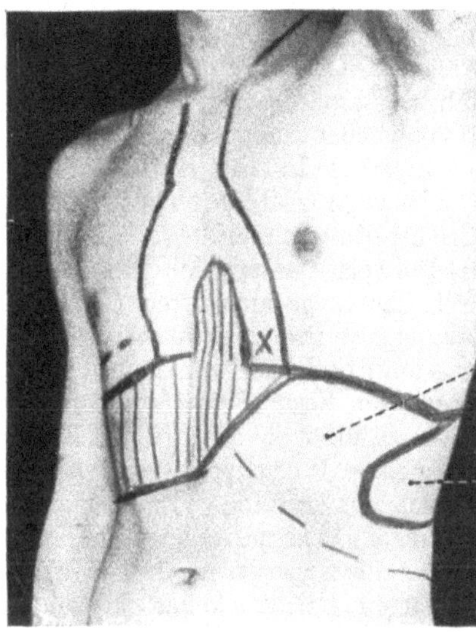

Abb. 14. Milzdämpfung und Traubescher Raum

Nach Durchführung der Leber- und Milzperkussion ist zwischen der Dämpfungsfigur der Leber und den Milzgrenzen eine halbmondförmige Fläche zu erkennen, die als **Traubescher Raum** bezeichnet wird (Abb. 14). Die Grenzen dieses „Raumes" werden oben vom unteren Lungenrand, links vom vorderen Rand der Milz, unten vom Rippenbogen und rechts vom Leberrand gebildet. Der Bezirk entspricht einem Teil des *Magens*, der hier, nur durch den – normalerweise leeren – Komplementärraum der Pleura getrennt, der Brustwand anliegt. Beim Gesunden ist also der Klopfschall im Traubeschen Raum stets tympanitisch. Bei krankhaften Zuständen (S. 89) ist der Schall in diesem Bezirk gedämpft, der TRAUBEsche Raum also „ausgefüllt".

Praktisch wichtig ist die Perkussion der **Blase**, die in überfülltem Zustand bis zum Nabel reichen kann, während sie beim Gesunden hinter der Symphyse bleibt. Sie kann als intensive Dämpfung gut gegen die Tympanie der Darmschlingen abgegrenzt werden und wird nur gelegentlich durch ein großes Myom oder andere Tumoren vorgetäuscht. Die

Perkussion des Unterbauches sollte bei Erhebung des Befundes – insbesondere bei Bewußtlosen – nie vergessen werden!

II. Auskultation

1. Begriffsbestimmung, Geschichtliches und allgemeine Technik der Auskultation

Während wir bei der Perkussion durch *Anstoß von außen ausgelöste* Eigenschwingungen diagnostisch verwerten, benutzen wir bei der Auskultation die im Innern des Körpers *vorhandenen* Schwingungen, die zumeist periodischen Bewegungsvorgängen (Atmung, Herztätigkeit) ihre Entstehung verdanken. Wenn die Bezeichnung der Methode auch die *hörbaren Frequenzen* (20 bis 10000 Hz) besonders hervorhebt, so sind doch gerade auch langsamere Schwingungsvorgänge (Pektoralfremitus, Herzstoß, Puls) von großer diagnostischer Bedeutung. Diese werden uns durch das *Vibrationsgefühl* der Finger und Hände zugänglich, das auch den langsamsten Bewegungsabläufen gut folgen kann und sich nach oben hin (seine größte Empfindlichkeit liegt bei 200 Hz) mit der unteren Hörgrenze überdeckt. Teilweise lassen sich diese langsamen Schwingungen noch besser durch das *Auge* auswerten (Atembewegungen, Venenpuls) und insbesondere ergibt ihre *graphische Aufzeichnung* (z. B. Herzton- und Pulsregistrierung) praktisch wertvolle Ergebnisse.

Geht man von dieser Begriffsbestimmung aus, so muß man sagen, daß die *Chinesen* über 2000 Jahre vor Beginn unserer Zeitrechnung mit einer komplizierten Pulslehre die ersten waren, die körperliche Schwingungen ärztlich auswerteten. Von den Ärzten der Antike ist dann insbesondere Hippokrates zu nennen, der mehrere Pulsqualitäten unterschied und das Plätschergeräusch bei Ergüssen im Pneumothorax und das Lederknarren bei trockener Rippenfellentzündung gekannt hat. Die Entdeckung der Mehrzahl der über Herz und Lunge hörbaren Schallerscheinungen und den ersten Ausbau einer systematischen *Auskultationslehre* verdanken wir dem genialen, jung an Tuberkulose gestorbenen Pariser Kliniker Laennec, der sein grundlegendes Werk „Traité de l'auskultation mediate et des maladies des poumons et du coeur" 1819 veröffentlichte. In der Folgezeit verläuft die Weiterentwicklung zusammen mit der Perkussion und verzeichnet dieselben Namen, die bei deren Geschichte bereits genannt wurden.

Bei den am menschlichen Körper hörbaren Schallerscheinungen handelt es sich fast ausnahmslos – auch wenn einzelne, wie z. B. die Herztöne, als Ton bezeichnet werden – nicht um Töne, sondern sowohl subjektiv, wie objektiv-physikalisch um *Geräusche*. Wenn wir unter einem „*Ton*" eine reine Schwingung im Hörbereich verstehen, deren Schwingungsbild eine mathematisch genaue Sinuslinie zeigt (Abb. 15 a), so unterscheiden wir als nächste Stufe den „*Klang*" (Musikinstrumente, Vokale), der sich aus einer beschränkten Anzahl reiner Töne zusammensetzt. Dabei besteht ein festes Verhältnis zwischen den einzelnen Frequenzen, insofern, als die Obertöne ganzzahlige Vielfache des Grundtons sind. Auch die Amplitude der einzelnen Teilschwingungen bleibt konstant, so daß das Amplitudenverhältnis ein Charakteristikum des Klanges bildet. Das Schwingungsbild (Abb. 15 b) läßt die Zusammensetzung aus mehreren Teiltönen bereits gut erkennen. Zur genaueren Darstellung ist es jedoch besser, die einzelnen Komponenten zu trennen (Schallspektrum) und in ein Koordinatensystem einzutragen, dessen horizontale Achse (Abszisse) nach der Frequenz und dessen vertikale Achse (Ordinate) nach der Größe des Schwingungsanschlags eingeteilt ist (Abb. 16 b). Auf diesem Wege lassen sich auch die Amplitudenverhältnisse leicht übersehen.

Dieses „Schallspektrum" gibt auch ein Bild vom Hörvorgang, da man sich unter der Länge der einzelnen Säulen die verschiedene Schwingungsweite der Ohrresonatoren (Basilarmembran) vorstellen kann.

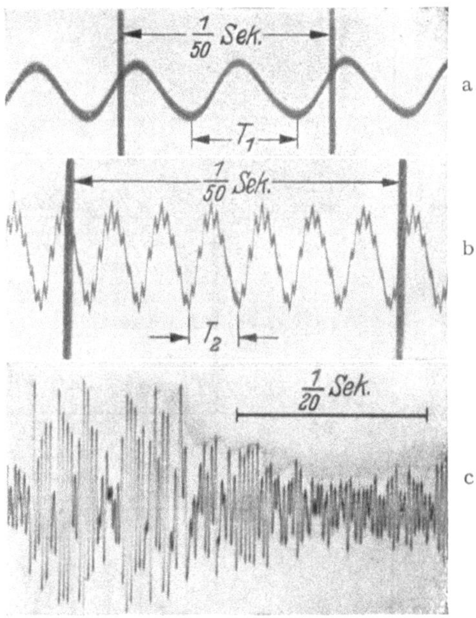

Abb. 15. Schallbilder von Ton, Klang und Geräusch. a) Reiner Ton, b) Klang (Vokal i), c) Geräusch (Bronchialatmen)

Die dritte Schallqualität, das „*Geräusch*", kann auf mannigfaltige Weise entstehen. Meist ist die Ursache in einer gleichzeitigen Erregung sehr vieler Schallquellen zu sehen, so daß sich zahlreiche Schwingungen überlagern, deren Frequenzen in keinerlei festem Verhältnis zueinander stehen. Deshalb ergibt auch das Schwingungsbild (Abb. 15 c) einen völlig unregelmäßigen Verlauf. Bei der Darstellung in Komponenten (Schallspektrum) müßten – entsprechend der großen Anzahl der Teilschwingungen – so viele senkrechte Linien gezogen werden, daß man darauf verzichtet und nur deren Endpunkte durch eine Linie verbindet (Abb. 16 c).

In manchen Fällen entstehen Geräusche auch auf der Basis einer reinen Sinusschwingung, wenn diese sehr rasche und unregelmäßige Amplitudenschwankungen zeigt oder — wie beim Perkussionsschall bereits erwähnt — stark gedämpft ist und sehr rasch abklingt. Mathematisch-analytisch (FOURIER) oder physikalisch durch eine große Reihe von Resonatoren (z. B. im Innenohr) lassen sich derartige Bewegungsabläufe ebenfalls in eine Summe unendlich vieler sinusförmiger Teilschwingungen zerlegen (was natürlich über die Art der Entstehung nichts aussagt) und entsprechend deren verschiedener Amplitude als Kurve bei der Komponentendarstellung aufzeichnen.

Die Schallerscheinungen des menschlichen Körpers entstehen fast ausschließlich in Geweben oder pflanzen sich durch diese fort. Sie sind deshalb als **Körperschall** zu bezeichnen und weisen dementsprechend kleine Amplitude und große Kraft auf, während Luftschall große Amplitude und geringe Kraft besitzt.

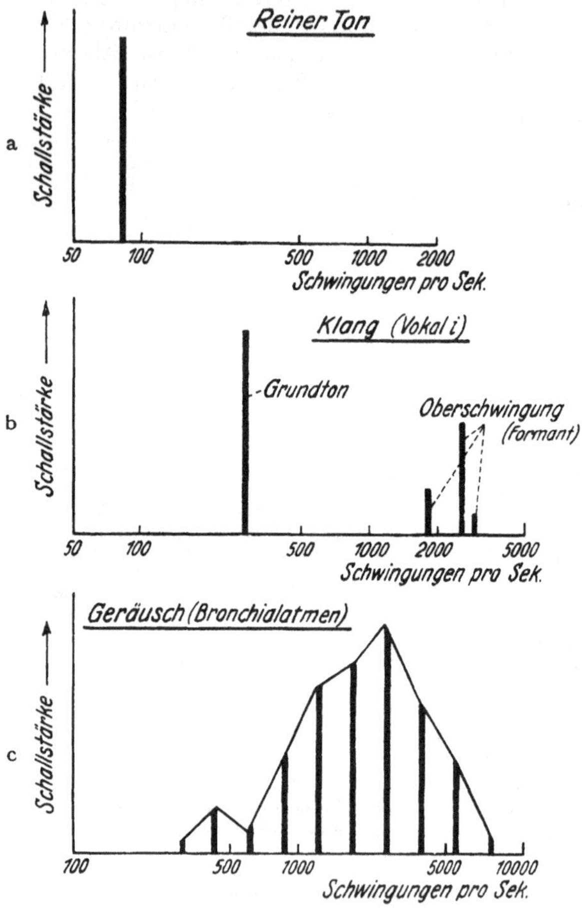

Abb. 16. Darstellung von Ton, Klang und Geräusch als Schallspektrum

Da Schallschwingungen aus festen Körpern nur zu einem sehr geringen Teil in Luft übergehen und die Intensität der Auskultationsphänomene an sich sehr gering ist, möchte man annehmen, daß beim Auflegen des bloßen Ohrs im wesentlichen durch Knochenleitung gehört wird. Verstopft man jedoch den Gehörgang, so hört jegliche Empfindung auf. Auch nach den Ergebnissen exakter physikalischer Messungen, die in neuerer Zeit durchgeführt wurden (G. v. BÉKÉSY) ist sichergestellt, daß die Empfindlichkeit des Ohrs bei Knochenleitung etwa 1000mal geringer ist, als bei Luftleitung. Der sog. RINNEsche Versuch, bei dem normalerweise eine Stimmgabel durch Knochenleitung länger gehört wird als bei Luftleitung, ist nicht beweisend, sondern stellt in dieser Beziehung nur eine Eigentümlichkeit der Stimmgabel fest (schlechte Abstrahlung von Luftschall). Wir hören also bei der Auskultation überwiegend durch Luftleitung, wobei das kleine Volumen des Gehörgangs eine Drucktransformation durchführt (genau so wie ein elektrischer Transformator die hohe Spannung und geringe Stromstärke der Überlandleitung in die niedrige Spannung und große Stromstärke der Hausleitung umsetzt), und dadurch den Effekt der Schallübertragung bedeutend verbessert.

Die Gesetze dieser Transformation bedingen, daß wir bei der Auskultation das **Ohr dicht auflegen** müssen, da eine größere Undichtigkeit einerseits die Lautstärke herabsetzt und andererseits zu einer Abschwächung der tieferen Teilkomponenten eines Geräusches führt. In der Praxis ist das Auflegen des bloßen Ohres nicht überall statthaft, auch hygienische Gründe können es unangezeigt erscheinen lassen. In den französischen Kliniken wird deshalb bei der Visite von der Schwester ein seidenes Tuch als Zwischenlage gereicht! Insbesondere veranlaßt uns häufig die Notwendigkeit genauerer Lokalisation oder schwer zugängliche Stellen (Supraclaviculargruben) davon Abstand zu nehmen. In allen diesen Fällen benötigen wir ein *Stethoskop*, das als Zwischenträger die Schallerscheinungen an unser Ohr weiterleitet und dabei die oben erwähnte Aufgabe der Drucktransformation vom Körperschall zum Luftschall übernimmt. Allen Stethoskopen ist gemeinsam, daß sie — wie objektive Messungen gezeigt haben — die Lautstärke gegenüber der Auskultation mit dem bloßen Ohr herabsetzen und — was zum Teil in ihrer Eigenschaft als Transformator begründet ist — einzelne Frequenzgebiete hervorheben oder abschwächen. — Man muß sich deshalb erst an *sein* Stethoskop gewöhnen. Am besten sind kurze feste *Holzstethoskope*, die eine Bohrung von etwa 6 mm aufweisen, wie sie z. B. von MARTINI angegeben wurden. An der dem Ohr anliegenden Stelle soll das Holzstethoskop flach, nicht stärker ausgehöhlt sein (Fr. v. MÜLLER).

Die Frage, ob beim Stethoskop mehr die Luft oder die festen Teile den Schall leiten, ist deshalb von Bedeutung, weil bei einer Leitung durch die festen Teile *allein* kaum mit einer Schallverzerrung zu rechnen wäre. Da man mit einem soliden, nicht durchbohrten Stethoskop kaum etwas hört, scheint sie überwiegend zugunsten der Luftleitung beantwortet zu sein. Der Einwand, daß die Bohrung die Schwingungen der festen Teile erleichtere, ist zwar anschaulich, aber physikalisch nicht bewiesen und bei näherem Zusehen höchst unklar. An sich kommt den Eigenschaften des Materials wohl kaum eine größere Bedeutung zu, zumindest ist die verbreitete Vorstellung, daß ein Material hoher Schallgeschwindigkeit auch besser (d. h. ohne Verluste) den Schall leitet, in dieser direkten Form nicht haltbar.

Die flexiblen *Gummischlauchstethoskope* sind durch die größere Beweglichkeit recht bequem, ermöglichen einen weiteren Abstand vom Kranken und schützen durch den Verschluß beider Ohren vor äußeren Geräuschen. Diese scheinbaren Vorteile werden aber durch eine Anzahl von Nachteilen erkauft. Insbesondere verursachen sie bei der Anwendung reichliche störende Nebengeräusche und verschlucken gerade die diagnostisch wichtigen hohen Frequenzen stark. Zu warnen ist vor den Stethoskopen, die durch eine komplizierte Konstruktion eine Erhöhung der Lautstärke erreichen wollen. Bei den bisher bekannten Modellen dieser Art handelt es sich dabei um Resonanzerscheinungen, die den ursprünglichen Charakter eines Geräusches so vollkommen verfälschen können, daß grobe diagnostische Irrtümer entstehen. Man muß hier die Worte

EDENS unterstreichen: „*Die Schwierigkeiten der Auskultation liegen nicht in der zu geringen Lautheit, sondern in der richtigen Deutung dessen, was man hört.*"

Bei Untersuchungen mit elektrischer Abfilterung verschiedener Frequenzbereiche haben wir die Erfahrung gemacht, daß im allgemeinen eine unverzerrte („natürliche") Übertragung der Schallphänomene durch das Stethoskop am besten das Pathologische vom Normalen unterscheiden läßt. Nur gelegentlich kann der Galopprhythmus des Herzens infolge der Bevorzugung tiefer Töne durch das Schlauchstethoskop deutlicher werden. Es erscheint deshalb fraglich, ob sich elektrische Stethoskope mit variabler Frequenzcharakteristik, wie sie — ähnlich einem Hörapparat — in Amerika versucht wurden, lohnen.

Besonders ist auch bei der Auskultation mit dem Stethoskop auf einen dichten Abschluß des am Patienten gelegenen Ende des Hörrohrs zu achten. Die Gründe sind dieselben wie beim Abhören mit dem bloßen Ohr. Die Anwendung starken Druckes, der für den Kranken recht schmerzhaft sein kann, ist dabei völlig unnötig. Man entferne auch sogleich nach dem Aufsetzen des Stethoskops die haltende Hand, um Nebengeräusche zu vermeiden. Manchmal stören knisternde Geräusche, die durch starke Behaarung hervorgerufen werden. Durch Einfetten, Einseifen oder im Notfall Rasieren kann diese Fehlerquelle ausgeschaltet werden. Selbstverständlich ist, daß man auch bei der Auskultation den Oberkörper ganz frei machen läßt und für größte Ruhe und genügende Wärme im Raum sorgt. Man scheue sich auch nicht – besonders im Anfang – das unbenutzte Ohr durch leichten Fingerdruck zu verschließen.

2. Auskultation der Lunge

Bevor man mit dem Abhören beginnt, beobachte man die **Atembewegungen**, die normalerweise mit einer Frequenz von 16 bis 24 pro Minute verlaufen und in gesundem Zustand auf beiden Seiten völlig symmetrisch sind. Die Einatmung geht etwas rascher vor sich, als die Ausatmung, an deren Ende sich eine kurze Pause anschließt. **Ungleiche Atemkursionen** sind meist dadurch bedingt, daß schmerzhafte Teile geschont werden und ebenso ist eine *auffällig* überwiegende Brustkorbtätigkeit (kostaler Atemtyp) oder Zwerchfelltätigkeit (abdomineller Atemtyp) in dieser Hinsicht verdächtig. Eine angestrengte Atmung **(Dyspnoe)** mit Einsatz der auxiliären Hilfsmuskeln, die besonders beim Aufstützen der Arme und dadurch bedingter Feststellung des Schultergürtels (Orthopnoe) wirksam werden können, sehen wir bei all den zahlreichen Zuständen, die zu einem Sauerstoffmangel bzw. einer Kohlensäureüberladung des Blutes führen. Meist ist dabei auch die Atemfrequenz beschleunigt. In einigen Fällen erstreckt sich die Dyspnoe speziell auf die *Einatmung*, in anderen auf die *Ausatmung*. So ist bei der *Stenose der oberen Luftwege* (Diphtherie) vor allem die Inspiration angestrengt und alle nachgiebigen Teile der Brustwand werden durch den dabei entstehenden verstärkten Unterdruck in der Lunge tief angesaugt. Eine *Stenose der tieferen Luftwege,* wie sie bei der Kapillarbronchitis und meist beim Asthma bronchiale vorliegt, führt zu einer exspiratorischen Dyspnoe. Eine erhebliche Vertiefung der Atemzüge ist zuerst von KUSSMAUL als **„große Atmung"** beim Coma diabeticum beschrieben worden, während lange Atempausen, wie sie sich oft bei Meningitis finden, als **Biotsche Atmung** bezeichnet werden. Häufiger sieht man die sogenannte **Cheyne-Stockessche** Atmung, besonders bei Kranken mit Schlaganfall. Sie besteht in einem periodischen Wechsel von an- bzw. abschwellender Atemtiefe mit langen Atempausen.

Wendet man sich nunmehr der eigentlichen **Auskultation** zu, so wird man den Kranken auffordern, tief und rasch ein- und auszuatmen und darauf achten, daß dieser dabei in Nase oder Mundhöhle keine lauten, schnarchenden Nebengeräusche produziert. Meist gelingt dies bei geöffnetem Mund (o-Stellung) am leichtesten. Nicht allzu selten bereitet die willkürliche Vertiefung und Beschleunigung der Atmung Schwierigkeiten. In hartnäckigen Fällen dieser Art kann man sich dadurch helfen, daß man den Patienten auffordert, den *Atem anzuhalten*. Nach kurzer Zeit ist er dann gezwungen, einen tiefen Atemzug auszuführen. Beim Abhören muß man sich nun darauf einstellen, etwas *sehr Leises* zu hören und von vornherein *zuerst auf das Atemgeräusch* und *dann* auf evtl. vorhandene *Nebengeräusche* achten. Man auskultiert vorne und hinten an mehreren Stellen, die etwa handbreit auseinanderliegen und *versäume niemals auch die Achselgegend und die seitlichen Partien* bei hochgehobenen Armen zu untersuchen.

Über *gesunden* Lungen hört man bei der Einatmung ein tiefes, brausendes Geräusch, das sich am besten mit dem „W"-Laut vergleichen läßt, während das Ausatmungsgeräusch in der Regel sehr viel leiser, oft kaum wahrnehmbar ist. Man bezeichnet dieses Atemgeräusch als **„Vesikuläratmen"** (Bläschenatmen). Es ist nicht über allen Teilen der Lunge völlig gleich, sondern am reinsten nur über den unteren Teilen ausgeprägt. In den Supraclaviculargruben, dem hinteren rechten Spitzenfeld und im Interscapularraum – also an den Stellen, wo anatomisch die Bronchien der Brustwand am nächsten liegen – ist das Inspirium höher und vor allem das Exspirium deutlich lauter und höher als über den Unterlappen. Man muß sich diese Unterschiede einprägen, um nicht diese normalen Befunde als pathologische Veränderungen zu werten. Es ist deshalb auch zweckmäßig, stets zwischen links und rechts *abwechselnd*, also vergleichend zu auskultieren. Aber auch dabei muß man wissen, daß das Atemgeräusch über der rechten Spitze, zu der – wie erwähnt – die Bronchien anders verlaufen, insbesondere im Exspirium höher und lauter ist als über der linken Spitze. Auch die *individuellen Unterschiede* des Vesikuläratmens bei verschiedenen gesunden Personen sind außerordentlich groß, so daß man dem Anfänger nur raten kann, immer und immer wieder gesunde Lungen zu auskultieren, um ein festes Bild von der normalen Variationsbreite des Geräusches zu bekommen. Bei *objektiver Messung* liegen die Hauptkomponenten des Vesikuläratmens im Frequenzgebiet von etwa 150 Hz (d), doch sind auch Teilschwingungen bis 600 Hz (d'') noch nachweisbar (Schallspektrum Abb. 17). Auch diese höheren Komponenten sind für den Gehöreindruck von Bedeutung, da sie durch die erheblich größere Empfindlichkeit des Ohrs bei höheren Frequenzen herausgehoben werden.

Verstärkung des Vesikuläratmens findet sich bei angestrengter Atmung im allgemeinen oder an Teilen der Lunge, die durch Ausfall anderer vermehrt beansprucht werden.

Abschwächung oder **Aufhebung** des normalen Atemgeräusches kommt *einseitig* bei Verschluß eines Bronchus, bei Behinderung der Fortleitung z. B. durch Brustfellerguß, Pneumothorax usw. oder reflektorischer Schonung einer Seite z. B. bei Rippenfellentzündung zur Beobachtung. *Doppelseitig* ist es insbesondere bei eingeschränkten Atemexkursionen z. B. bei Emphysem zu finden.

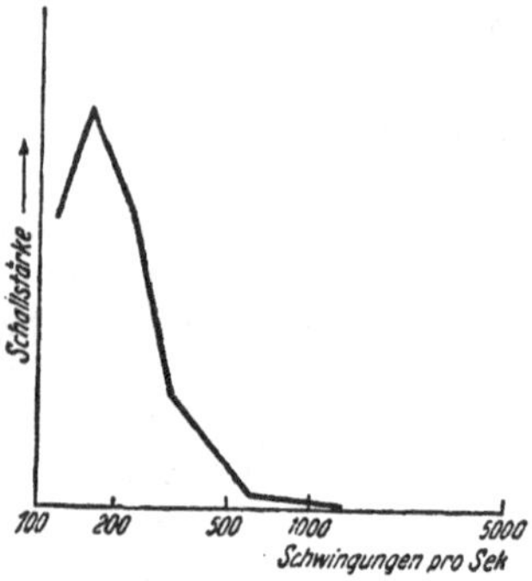

Abb. 17. Schallspektrum des Vesikuläratmens (Einatmung)

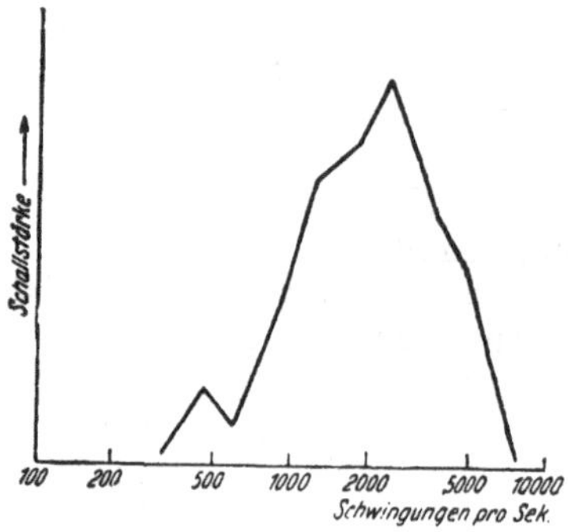

Abb. 18. Schallspektrum des Bronchialatmens

Der eben geschilderte Charakter des normalen Atemgeräusches ist an die Bedingung eines *normalen Luftgehalts* der Alveolen (Bläschenatmung), der erhaltenen Porosität des Lungengewebes, geknüpft. Werden durch krankhafte Prozesse die Alveolen ausgefüllt, das Lungengewebe also *vollständig verdichtet,* so hören wir über den betroffenen Partien ein Geräusch, das im Toncharakter sehr viel *höher* als das Vesikuläratmen ist, während der *Ein- und Ausatmung* fast *gleiche Lautstärke* besitzt und am besten mit dem „Chi"-Laut verglichen werden kann. Dieses Atemgeräusch wird als **Bronchialatmen** bezeichnet. Außer bei *Verdichtungen* ist es in reiner Form auch bei *Kompression* oder gewissen Formen der *Atelektase* der Lunge zu hören. Wie *objektive Messungen* ergeben haben, sind an dem Geräusch Frequenzen von etwa 800 bis 6000 Hz beteiligt, wobei im Gebiet von 2000 bis 4000 Hz (c^4—c^5) die größte Intensität erreicht wird (Abb. 18). Dieses Spektrum deckt sich gut mit dem des Ch-Lautes, dagegen trifft der oft gebrauchte Vergleich mit dem Geräusch, das wir beim Auskultieren über der Luftröhre hören, nur sehr bedingt zu. Wohl ist dieses *Trachealatmen* im In- und Exspirium annähernd gleich laut und weist auch im Charakter Ähnlichkeiten mit dem Bronchialatmen auf, aber seine Tonhöhe ist sowohl subjektiv wie objektiv wesentlich niedriger, als die des Bronchialatmens, wie wir es bei vollständiger Infiltration des Lungengewebes finden. Auch das reine Bronchialatmen hat eine gewisse – wenn auch nicht sehr große – Variationsbreite, die ungefähr mit dem Unterschiedsbereich zwischen dem Geräusch des „ich" und „ach" zu umschreiben ist.

Bei *unvollständiger Infiltration* des Lungengewebes, oder wenn sich zwischen einem total infiltrierten Bezirk und dem Ohr des Untersuchers noch normal poröses Lungengewebe befindet, hören wir Atemgeräusche, die sich am besten als Übergangsformen zwischen den beiden Extremen des Vesikuläratmens einerseits und des Bronchialatmens andererseits beschreiben lassen.

Diese Gruppe von Atemgeräuschen wird als **bronchovesikuläres Atmen,** manchmal auch als *gemischtes* oder *unbestimmtes Atmen* bezeichnet. Wir wollen hier an der Bezeichnung bronchovesikulär festhalten und von unbestimmten Atmen nur sprechen, wenn sich das Atemgeräusch infolge sehr geringer Intensität oder wegen sehr lauter Nebengeräusche nicht differenzieren läßt. Veränderungen des Vesikuläratmens lassen sich – wie bereits erwähnt – auch bei Gesunden an bestimmten Stellen des Brustkorbes feststellen. So ist das Atemgeräusch über der rechten Lungenspitze (hinten) bei der Einatmung meist deutlich höher und insbesondere fällt hier die größere Lautstärke und der höhere (schärfere) Charakter des Exspirationsgeräusches gegenüber dem reinen Vesikuläratmen (Unterlappen) auf. Dieses **verschärfte Vesikuläratmen** wäre an anderen Stellen der Lunge bereits als pathologisch zu bezeichnen und als Ausdruck einer beginnenden Infiltration zu werten. Auch objektiv läßt sich der größere Gehalt an höheren Frequenzen in beiden Atmungsphasen belegen (Abb. 19 a). Noch mehr tritt diese Veränderung bei *dem* Atmungsgeräusch auf, das in beiden Supraclaviculargruben oder über den ersten Brustwirbeln zu hören ist. Hier sind In- und Exspirium fast gleich laut und der höhere Schallcharakter noch deutlicher (Abb. 19 b). Dieses Atmungsgeräusch ist beim Auftreten an anderen Partien der Lunge Zeichen einer partiellen, verstreut-herdförmigen Infiltration, wie wir sie z. B. häufig bei der Tuberkulose sehen. Es ist als **tiefes bronchovesikuläres Atmen** zu bezeichnen. Ist die Infiltration noch intensiver, so daß nur mehr wenige lufthaltige Alveolen vorhanden sind, oder ist ein total infiltrierter Bezirk noch durch eine dünne Schicht lufthaltigen Gewebes von der Oberfläche getrennt, so erhält das Atemgeräusch eine weitere Beimischung von höheren Frequenzen (Abb. 19 c) und wird dann als **hohes bronchovesikuläres** Atmen bezeichnet. Es ist am besten mit dem Atmungsgeräusch über der Luftröhre, dem Trachealatmen, zu vergleichen. Bei einer Verziehung der Luftröhre – insbesondere nach rechts – kann dieses Trachealatmen auch über dem (rechten) Oberlappen durchgehört werden und dort eine Lungeninfiltration vortäuschen.

Die *Variationsmöglichkeiten* innerhalb der zum bronchovesikulären Atmen gehörenden Geräusche sind natürlich groß. Dies ist bei Berücksichtigung der pathologischen Anatomie der Lungenkrankheiten auch nicht anders zu erwarten. Häufig finden sich Übergangsformen zwischen den drei zu dieser Gruppe gehörenden Atemgeräuschen (verschärftes Vesikuläratmen, tiefes und hohes bronchovesikuläres Atmen), wo jeweils das Exspirium im Sinn des nächsthöheren Geräusches verändert ist. Eine zu sehr ins einzelne gehende Unterteilung hat jedoch wenig Zweck, da wir den subtilen Geräuschveränderungen noch keine feste Zuordnung zu entsprechenden Unterschieden im pathologischen Geschehen geben können.

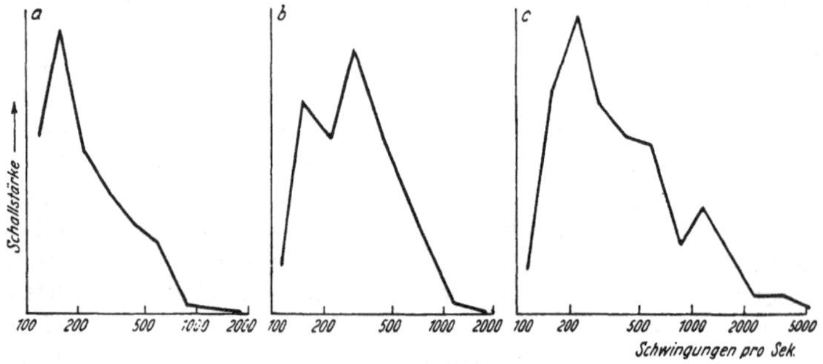

Abb. 19. Schallspektren des bronchovesikulären Atmens (Einatmung) a) verschärftes Atmen, b) Tiefes bronchovesikuläres Atmen, c) Hohes bronchovesikuläres Atmen

Über großen *Höhlenbildungen* in der Lunge, die nahe der Oberfläche gelegen und von verdichtetem Gewebe umgeben sind, oder manchmal auch über dem Pneumothorax, hört man ein Atemgeräusch, das dem Geräusch ähnlich ist, das beim Blasen über die Mündung eines Kruges erzeugt wird. Wir nennen dieses Geräusch deshalb **amphorisches Atmen.** Nicht selten sind diesem Geräusch auch hohe, metallische Obertöne beigemischt. Objektiv läßt sich nachweisen, daß ein Frequenzbereich, der ungefähr dem Hauptformantgebiet des Vokals „u" entspricht, besonders stark beteiligt ist.

Die **Entstehung der Atemgeräusche** ist auch heute noch nicht restlos geklärt. Manche Vorstellungen, die man sich darüber gebildet hat, sind nur auf eine naive Anschaulichkeit gegründet, ohne durch eine unumgängliche exakte Messung und deren mathematisch-physikalische Auswertung bewiesen zu sein. Entscheidend aber ist die quantitative Durchführung einer Theorie, nicht die anschauliche Vorstellbarkeit ihrer Grundlagen. Das hat gerade die Entwicklung der Physik eindeutig gelehrt.

Am besten sind die Verhältnisse beim *Bronchialatmen* geklärt. Die hauptsächliche Grundlage für dieses Geräusch ist offenbar darin zu suchen, daß an den zahlreichen Stellen des Bronchialsystems, wo plötzliche beträchtliche Änderungen im Querschnitt der Atemwege bestehen, durch Wirbelablösung Schwingungen auftreten. Diese Schwingungen bringen nun ihrerseits die Luftsäule in Trachea und Bronchien in Erregung. Diese in ihrer Frequenz von den Dimensionen des Röhrensystems abhängigen Luftschwingungen können aber nicht *allein* Ursache des Bronchialatmens sein, da nach experimentellen Untersuchungen (MARTINI) auf diese Weise höchstens Frequenzen bis 1500 Hz entstehen können. Da aber der Frequenzbereich des reinen Bronchialatmens bis mindestens 7000 Hz reicht, muß angenommen werden, daß auch Eigenschwingungen der – evtl. durch die Hepatisation versteiften – Röhrenwände eine größere Rolle spielen. Dies deckt sich auch mit neueren Untersuchungen an Orgelpfeifen, bei denen die Wandschwingungen durchaus nicht konform mit den Luftsäulenschwingungen gefunden wurden.

Am meisten umstritten ist die Entstehung des *Vesikuläratmens*. Es ist zwar sicher, daß die im Tracheobronchialsystem entstehenden Geräusche bei der Fortleitung durch das poröse Alveolargewebe ihrer hohen Komponenten beraubt und damit dem Spektrum des Vesikuläratmens angeglichen werden, aber diese Filtertheorie erklärt nicht die starken Unterschiede, die zwischen dem Einatmungs- und Ausatmungsgeräusch bestehen. Diese lassen sich am besten so deuten, daß das Lungengewebe *selbst* bei der Einatmung in Schwingungen gerät, genau so wie eine Saite beim Anspannen, während die *Ent*spannung (Ausatmung) zu keiner merklichen Schallerscheinung führt. Man wird also die Zusammensetzung des Vesikuläratmens aus zwei Anteilen annehmen müssen: Eigenschwingungen der Lunge plus gefiltertes Tracheobronchialatmen.

Die Entstehungsweise des *Bronchovesikuläratmens* kann man sich am einfachsten durch eine Mischung von vesikulären und tracheobronchialen Anteilen vorstellen. Die bei dieser Geräuschgruppe oft besonders deutlichen Divergenzen zwischen In- und Exspirium sind zu verstehen, wenn man berücksichtigt, daß die Schalleitung der Lunge bei Einatmung und Ausatmung erhebliche Unterschiede aufweist.

Das *amphorische Atmen* ist so zu erklären, daß auf der Grundlage eines bronchovesikulären Atmens diejenigen Frequenzen verstärkt werden (Resonanz), die den Eigenschwingungen des Hohlraums entsprechen.

Wenn sich somit auch für die Entstehungsweise der einzelnen Atemgeräusche plausible Erklärungen geben lassen, so sind wir doch noch weit von dem eigentlichen Ziel entfernt, den Zusammenhang zwischen der Art des Geräusches bzw. dessen Änderung und den physikalischen Konstanten des Gewebes bzw. deren Änderung im einzelnen überblicken zu können.

Ist man sich bei der Auskultation über die Natur des vorliegenden Atemgeräusches klar geworden, was im Interesse der Schonung des Kranken an jeder einzelnen Stelle nicht mehr als 1 bis 2 tiefe Atemzüge erfordern soll, so wird man außerdem noch auf die Art der evtl. vorhandenen **Nebengeräusche** zu achten haben. Da diese bei der gewöhnlichen, verstärkten Atmung nicht immer nachweisbar sind, muß auch nach einem kurzen *Hustenstoß*, zu dem man den Patienten am Ende einer Ausatmung auffordert, auskultiert werden. Nur wenn in der auf den Hustenstoß folgenden Einatmungsphase keine Nebengeräusche zu hören sind, darf deren Fehlen angenommen werden. Man trennt die respiratorischen Nebengeräusche nach dem Ort ihrer Entstehung und bezeichnet die aus der Lunge, bzw. dem Bronchialsystem stammenden als *Rasselgeräusche*, die vom Rippenfell herrührenden dagegen als *Reibegeräusche*.

Bei den **Rasselgeräuschen** wird zwischen trockenen und feuchten bzw. blasigen unterschieden. Die *trockenen* Rasselgeräusche (Rhonchi sonori et sibilantes) finden sich als Schnurren, Pfeifen und Giemen bei Verengerung der Bronchien, bei Schwellung der Bronchialschleimhaut und bei Anwesenheit zäher Sekrete, welche den Bronchien aufliegen und durch den Luftstrom der Atmung in Schwingungen gebracht werden. *Blasige* Rasselgeräusche (Rhonchi humidi) entstehen bei der Anwesenheit von Flüssigkeit (Eiter, Blut, Ödemflüssigkeit) im Bronchialraum durch das Platzen von Luftblasen, die in jenen eingeschlossen sind und bei der Atmung verschoben werden. Man kann *grob-*, *mittel-* und *feinblasiges Rasseln* unterscheiden und dadurch eine ungefähre Lokalisation vornehmen, da die Größe der Blasen vom Kaliber der Bronchien abhängt. Entstehen die Rasselgeräusche bei normal lufthaltiger Lunge, so klingen sie dem Ohr des Untersuchers entfernt, weil die hohen Töne des Geräusches bei der Leitung durch das poröse Lungengewebe verloren gegangen sind. Man spricht von *nicht klingendem Rasseln*. Ist dagegen das umgebende Lungengewebe infiltriert, so ist der Klang sehr viel höher, subjektiv wird der Eindruck größerer Nähe erweckt und man spricht dann von *klingendem Rasseln*. Klingendes Rasseln ist also immer Zeichen einer Verdichtung. Bei großen Hohlräumen, die in verdichtetem Gewebe liegen, findet sich meist *Metallklang*. „*Knistern*" hört man, wenn plötzlich Luft in bis dahin luftleere Alveolen eindringt. Es ist nur während der Inspiration vorhanden und findet sich häufig bei bettlägerigen Patienten, deren abhängige Lungenpartien nicht an der Atmung teilnehmen (Entfaltungsknistern). Naturgemäß verschwindet es in diesen Fällen nach einigen tiefen Atemzügen. Außerdem ist „Knistern" zu Beginn (crepitatio indux) und gegen Ende (crepitatio redux) der Pneumonie zu hören. Außer den bereits genannten, metallisch klingenden Rasselgeräuschen ist über Kavernen häufig ein kurzes quietschendes Geräusch (*Kavernenquietschen*) nachzuweisen, das durch rasches Einströmen der Luft durch den relativ engen Brochus erklärt wird. Starrwandige Kavernen können bei den Atembewegungen *knarrende Geräusche* hervorbringen. Manchmal *täuschen* auch extrapulmonale Faktoren Nebengeräusche vor. Starke Behaarung, die knisterndes „Haarrasseln" verursacht, wurde schon erwähnt. Angespannte Muskeln oder Bewegungen der Schultern erzeugen leicht knackende Geräusche. Das Schlucken von Speichel während der Untersuchung führt zu Rasselgeräuschen, die sich besonders bei der Auskultation der Lungenspitzen bemerkbar machen. Man muß diese Fehlerquellen kennen, um diagnostische Irrtümer zu vermeiden.

Pleuritisches Reiben tritt dann auf, wenn sich infolge entzündlicher Prozesse auf den sonst glatten und reibungslos aneinander gleitenden Pleurablättern fibrinöse Auflagerungen bilden. Das Reibegeräusch klingt dem Ohr viel näher als das Rasseln und weist im In- und Exspirium gleiche Lautstärke auf, während die nicht selten zu Verwechslungen Anlaß gebenden feuchten Rasselgeräusche in der Regel bei der Einatmung lauter sind. Auch Hustenstöße haben auf das Reiben natürlich keinen Einfluß. Das Reibegeräusch ist auch mehr knarrend und kann häufig mit der aufgelegten Hand gefühlt werden. Intelligente Kranke nehmen das Reiben in ihrer Brust meist selbst wahr und geben so anamnestisch die Diagnose an. Beim Auftreten eines Ergusses verschwindet das Geräusch rasch.

Fassen wir nochmals kurz zusammen, so haben wir also an Atemgeräuschen in der Hauptsache Vesikuläratmen, Broncho-Vesikuläratmen und Bronchialatmen zu unterscheiden. Sie sind in der angegebenen Reihenfolge Zeichen einer zunehmenden Verdichtung des Lungengewebes. Die respiratorischen Nebengeräusche trennen wir in trockene und blasige (grob–mittel–fein). Rasselgeräusche, von denen die letzteren klingend oder nicht klingend sein können. Der klingende Charakter ist Zeichen einer Infiltration.

Neben der Auskultation der Atemgeräusche untersuchen wir auch die Fortleitung der **Stimmschwingungen** durch die Lunge und nennen diese bei Untersuchungen mit dem Ohr **Bronchophonie,** bei Untersuchungen mit dem Tastgefühl **Pektoralfremitus** (Stimmzittern). Läßt man den Kranken während der Auskultation sprechen, so hört man über den meisten Stellen der Brustwand nur ein undeutliches, tiefes Murmeln, da die höheren Frequenzen der Konsonanten und die Formanten der Vokale vom normal lufthaltigen Lungengewebe verschluckt werden. Nur da, wo die Bronchien der Brustwand näher kommen und auch – wie beschrieben – das Atemgeräusch verändert ist, wird die Stimme deutlicher. Ist das Lungengewebe infiltriert, so sind die Bedingungen für die Fortleitung hoher Töne gegeben und wir können beim Auskultieren gesprochene Worte gut verstehen (Abb. 20). Meist gibt man dem Patienten auf, das Wort 68 oder 66 mit Flüsterstimme fortlaufend herzusagen. Hört man insbesondere die Konsonanten (ch) gut durch, so ist die Bronchophonie positiv und an der betreffenden Stelle eine Verdichtung des Lungengewebes vorhanden. Häufig ist die Bronchophonie sogar früher nachzuweisen, als die entsprechende Veränderung des Atemgeräusches – das Bronchialatmen – und daher von großem diagnostischem Wert. **Stimmzittern** fühlen wir mit der aufgelegten Hand auch beim Gesunden regelmäßig am Brustkorb, wenn seine Stimme einen genügend tiefen Grundton aufweist. Bei Kranken haben wir also zwischen links und rechts zu vergleichen, ob der Pektoralfremitus *abgeschwächt*, evtl. aufgehoben oder *verstärkt* ist. Man läßt zu diesem Zweck das Wort 99 mit möglichst tiefer Stimme sprechen. Da das Lungengewebe nur sehr tiefe Töne (bis etwa 120 Hz) gut fortleiten kann, ergibt sich meist nur bei Männern ein deut-

a b

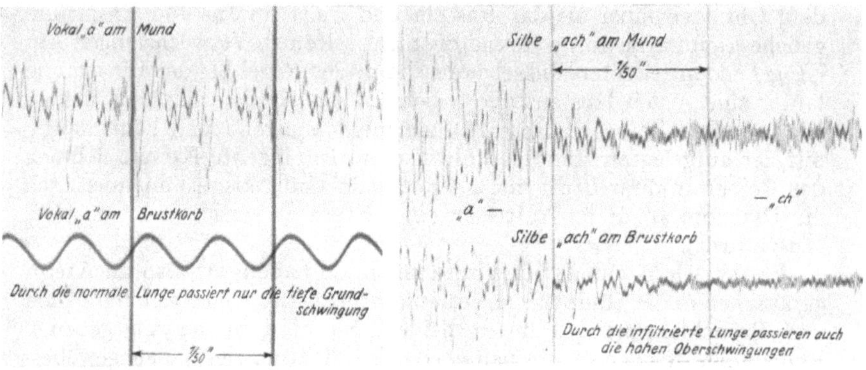

Abb. 20. Schwingungsbilder der Bronchophonie. a) Normale Lunge, b) Infiltrierte Lunge

licher Effekt, während bei Frauen der höhere Grundton ihrer Stimme so stark geschwächt wird, daß ein Mitschwingen der Brustwand nicht fühlbar ist. Der Pektoralfremitus ist im Vergleich zur gesunden Seite verstärkt bei Verdichtung des Lungengewebes, abgeschwächt oder fehlt überhaupt im Dämpfungsbereich von Pleuraergüssen, bei Pneumothorax und bei Verschluß eines größeren Bronchus.

2. Auskultation des Herzens

Bereits durch *Betrachtung* der Herzgegend läßt sich bei vielen Menschen eine Anzahl rhythmischer Schwingungsbewegungen am Brustkorb feststellen. Am auffälligsten ist meist die pulsatorische Vorwölbung eines etwa markstückgroßen Bezirks im 5. linken Interkostalraum etwas innerhalb der linken Grenze der (relativen) Herzdämpfung, doch läßt sich bei genauerer Inspektion und noch besser durch Auflegen der Hand meist nachweisen, daß auch die ganze vordere Brustwand leicht pulsiert. Außerdem sieht man nicht selten, insbesondere bei breitem Thorax und stumpfem Rippenwinkel, rhythmische Bewegungen des Epigastriums. Wir haben also zunächst am Brustkorb zwischen der interkostalen Bewegung und der Bewegung der Brustwand zu unterscheiden und wollen zunächst die erstere besprechen. Die im 5. Interkostalraum sichtbare und am besten von der rechten Seite des Kranken zu palpierende Vorwölbung verläuft synchron mit der Herzaktion und findet sich etwas innerhalb der Gegend der Herzspitze, also beim Gesunden zwischen der Medioklavikular- und der Parasternallinie. Sie wird als **Herzstoß** bezeichnet. Klinisch gilt die am weitesten links und unten gelegene Stelle der Pulsation als eigentlicher Herzspitzenstoß und gibt uns bei der Untersuchung einen Anhalt für die Ausdehnung des Herzens nach links, die sowohl durch eine Vergrößerung des Herzens als auch durch Lageänderung desselben (Verziehung) verändert sein kann. Verursacht wird der Herzstoß durch die Form- und Lageveränderungen des Herzens bei der Systole, die zu einem Andrängen der Herzspitze gegen die Brustwand und damit zur Vorwölbung des Interkostalraumes in der angegebenen Ausdehnung führen. Schon daraus geht hervor, daß der Herzstoß ohne krankhafte Ursachen unsichtbar und unfühlbar sein kann, nämlich dann, wenn das Anschlagen der Herzspitze gegen eine Rippe erfolgt oder erhebliches Fettpolster oder sehr enge Zwischenrippenräume vorhanden sind.

Da die Gegend der Herzspitze normalerweise von Lungengewebe bedeckt ist, das infolge seiner Elastizität langsameren Bewegungen gut nachgibt und erst schnelleren Bewegungen Widerstand entgegensetzt und sie dadurch überträgt, fühlen wir in der Gegend des Herzstoßes insbesondere die rascheren Anteile der Herzbewegung. Bei Fehlen des Lungenpolsters hat sich zeigen lassen (A. WEBER), daß diese in ihrer Grundform dem Druckverlauf in den Herzkammern entspricht. Wir fühlen also im Herzstoß einen etwas modifizierten „Puls" des Herzens.

Ist der *Herzstoß* nachweisbar, so müssen wir uns bei der Untersuchung vor allem über seine *Lage*, *Ausdehnung* und *Stärke* orientieren. Die für den Gesunden bereits angegebene **Lage** im 5. Interkostalraum etwas einwärts der Medioklavikularlinie gilt für den jugendlichen Erwachsenen von normalem Wuchs. Im Alter rückt der Herzstoß durch die zunehmende Abflachung des Zwerchfells tiefer und mehr medianwärts, so daß er im 6. Interkostalraum gefunden wird. Die pathologischen Verlagerungen des Herzstoßes bei Lageänderung oder Erweiterung des Herzens, insbesondere der linken Kammer, wurden schon erwähnt. Seine Ausdehnung ist für den Gesunden ebenfalls bereits angegeben worden. Ist sie vermehrt, so sprechen wir von einer **Verbreiterung** des Herzstoßes. Wir finden eine derartige Verbreiterung besonders nach oben und medianwärts vor allem bei einer Erweiterung der rechten Kammer, während die Vergrößerung der linken Kammer sich in der Regel nur durch eine Lageveränderung nach links und unten bemerkbar macht. Aus der **Stärke** des Herzstoßes ist kaum ein Schluß auf die Stärke der Herzkontraktion zulässig. Es ist schon gesagt worden, daß er beim Gesunden öfter nicht zu fühlen ist und ebenso können ihn häufig extrakardiale Faktoren (Lungenblähungen, Pleuraergüsse) im Sinn einer Abschwächung beeinflussen. Fassen wir ihn als modifizierten „Puls" des Herzens auf, so können wir sagen, daß seine Stärke in der Hauptsache durch den Druck in der Herzkammer, die Größe des Schlagvolumens und insbesondere – wegen des Einflusses des Lungenpolsters – die Geschwindigkeit der Herzkontraktion bestimmt sein muß. Eine Verstärkung des Herzstoßes findet sich also vor allem bei erregter Herztätigkeit. Ist eine Hypertrophie und Erweiterung der Herzkammern vorhanden, so liegt das Herz in breiterer Ausdehnung der Brustwand an und stemmt sich wegen der meist erschwerten Entleerung gegen diese, so „daß das Rippengewölbe mit emporgehoben wird". Dies wird dann als **hebender Herzstoß** bezeichnet. Da es sich dabei bereits nicht mehr um eine Bewegung des Interkostalraumes allein handelt, leitet der hebende Herzstoß zur Besprechung der Brustwandbewegung über.

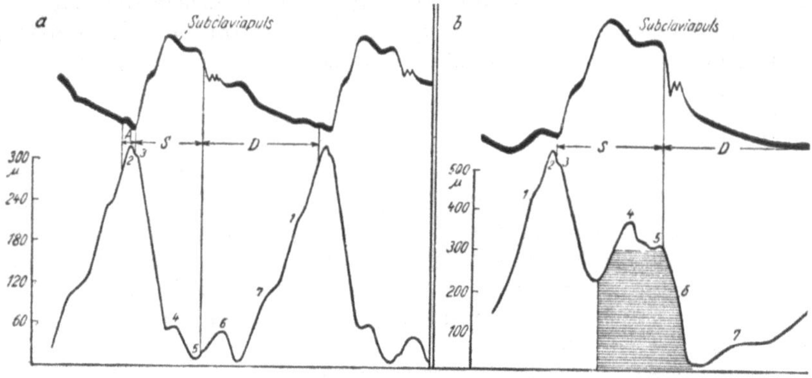

Abb. 21. Gleichzeitige Aufzeichnung von Subklaviapuls (oben) und Brustwandbewegung (Brustpuls, kostaler Anteil des Herzstoßes) unten
a) Normaler Brustpuls b) Hebender Brustpuls (Hebender Herzstoß)

Die **Brustwandpulsation** (Brustpuls) ist beim Gesunden meist kaum zu sehen und auch mit der auf das Sternum und die Herzgegend aufgelegten Hand nur schwach zu fühlen. Durch Anwendung neuerer Methoden ist es jedoch gelungen, eine Aufzeichnung und Messung des Brustpulses durchzuführen.

Das mit älteren Methoden erhaltene „Kardiogramm" stellt eine Summationskurve dar, die sich aus der Kurve des Brustpulses und der Geschwindigkeitskurve der Herzspitzenbewegung zusammensetzt.

Wie Abb. 21 zeigt, hat die Registrierung das interessante Ergebnis, daß die Brustwand während der Systole des Herzens einsinkt und sich während der Diastole langsam hebt. Dies kann so zustande kommen, daß während der Systole der äußere Luftdruck den Brustkorb entsprechend der aus diesem abfließenden Blutmenge zusammendrückt und andererseits während der Diastole der venöse Zufluß zu einer Wiederausdehnung des Thorax führt. Der Brustpuls kann also als Ausdruck der

Differenz des arteriellen Abstroms und des venösen Zustroms in den Brust raum aufgefaßt werden. Ein hebender Herzstoß bedingt eine Unterbrechung des normalen systolischen Kollapses der Brustwand und drückt sich in deren systolischer Hebung aus, die man mit der aufgelegten Hand deutlich fühlen kann und als Ausdruck der Hypertrophie einer oder beider Herzkammern werten muß.

Die **epigastrische Pulsation** ist häufig eine Fortleitung des Brustpulses und zeigt demnach eine systolische Einziehung der Bauchwand. Bei Tiefstand des Zwerchfells oder Erweiterung der rechten Kammer kommt dagegen eine direkte Übertragung der Herzpulsation und damit eine systolische Vorwölbung zustande. Die epigastrische Pulsation wird häufig bei mageren Kranken mit schlaffen Bauchdecken von dem dann deutlich sichtbaren Puls der absteigenden Aorta überlagert. Größere diagnostische Bedeutung kommt ihr nicht zu. Praktisch wichtig und von

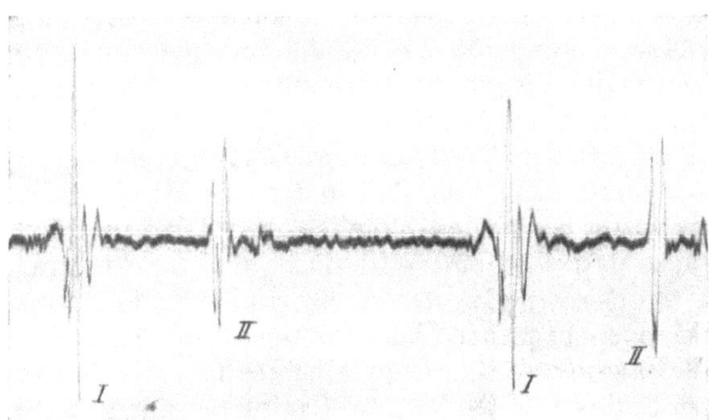

Abb. 22. Normale Herztöne. I = erster Herzton, II = zweiter Herzton

der epigastrischen Pulsation streng zu trennen ist dagegen der „expansive" Leberpuls. Diese mit der Systole des Herzens synchrone Pulsation der Leber ist am besten durch Umgreifen des vorderen Randes der dabei immer vergrößerten Leber mittels Daumen (oben) und Zeige- und Mittelfinger (unten) zu fühlen. Der positive Leberpuls ist Ausdruck einer Insuffizienz der Tricuspidalklappe, die meist relativ durch Überdehnung des anulus fibrosus bei starker Erweiterung der rechten Herzkammer entsteht.

Hat man sich – wie im vorstehenden geschildert – über die Art und das Ausmaß der durch die Herztätigkeit an der Brustwand hervorgerufenen Pulsationserscheinungen mittels Inspektion und Pulpation ein Urteil verschafft, so geht man dazu über, die **hörbaren Schallerscheinungen – „Herztöne"** – einer Prüfung zu unterziehen. Legt man zu diesem Zweck das Ohr auf die Herzgegend, so hört man bei jeder Herzrevolution – wie sich durch gleichzeitige Betastung des Herzstoßes feststellen läßt

– *zwei* in mäßigem Abstand aufeinanderfolgende Schallerscheinungen, an die sich eine etwas längere Pause bis zu ihrer Wiederholung mit Beginn der neuen Systole anschließt. Diese kurzdauernden, an einen dumpfen Knall erinnernden Geräusche nennen wir **Herztöne** und unterscheiden zwischen dem zu Beginn der Systole hörbaren *ersten* Herzton, der einen etwas dumpferen Schallcharakter besitzt und dem höher klingenden, kürzeren *zweiten* Herzton. Diese Unterschiede sind auch sehr deutlich am Schallbild (Abb. 22) zu erkennen, das mit derselben ansteigenden Empfindlichkeit für höhere Töne aufgenommen wurde, die auch unser Ohr besitzt. Die Kurve zeigt, daß die Schwingungen, des ersten Herztons langsamer verlaufen als die des zweiten, daß die beiden Schallphänomen kurz sind und daß die schallfreie Pause zwischen erstem und zweitem Herzton kürzer ist, als die zwischen zweitem und folgendem ersten Ton.

Von besonderer Bedeutung ist die Zuordnung der beiden Töne zu den einzelnen Phasen der Herztätigkeit. Wir unterscheiden bekanntlich bei der Aktion der Herzkammern im wesentlichen drei Hauptabschnitte: *Erstens* die *Anspannungszeit*, das ist die Zeit, die von Beginn der Herzmuskelkonzentration bis zur Austreibung von Blut verstreicht. In dieser – immer sehr kurzen (0,05 bis 0,1″) – Zeit steigt der Kammerdruck rasch von Null auf den Wert, der im Gefäßsystem herrscht. *Zweitens* die *Austreibungszeit*, das ist die Zeit in der vom Herzen Blut in die Aorta ausgetrieben wird. Sie endet plötzlich durch das rasche Absinken des Kammerdrucks und wird einerseits durch den die Anspannungszeit beendigenden Druckanstieg in der Aorta, andererseits durch den Schluß der Aortenklappen begrenzt. Anspannungs- und Austreibungszeit werden als *Systolendauer* zusammengefaßt. *Drittens* die *Diastolendauer*, die Zeit, die vom Ende der einen bis zum Beginn der nächsten Systole dauert und in der die Herzkammern wieder mit Blut angefüllt werden. In die Diastole (der Kammern) fällt auch die Systole der Vorhöfe. Wie Abb. 23, die eine gleichzeitige Registrierung von Kammerdruck, Pulskurven und Herztönen darstellt, zeigt, fällt der erste Herzton überwiegend in die Anspannungszeit.

Teile des ersten Herztons reichen noch in die Austreibungszeit und einige langsamere Schwingungen, die beim Gesunden nicht hörbar sind, beginnen noch vor dem Einsetzen der Anspannung. Die letzteren sind durch die Vorhoftätigkeit bedingt (Brustpulskomponente der Herztöne s. a. später).

Der zweite Herzton setzt mit dem Ende der Austreibungszeit ein. Wir können also klinisch durch die Auskultation der Herztöne Systole und Diastole des Herzens voneinander trennen. Erstere ist normalerweise immer kürzer, als letztere, nur bei den kindlichen Herztönen in der Gravidität oder unter pathologischen Verhältnissen sind beide Phasen gleichlang zu hören (*Embryokardie*).

Die *Entstehung* des *ersten Herztons* hat man sich so vorzustellen, daß die gesamte Umwandung des Kammerinhalts – also Herzmuskel, Mitral- und Trikuspidalklappen – durch die ruckartig erfolgende Drucksteigerung während der Anspannung in Schwingungen gerät. Der *zweite Herzton* entsteht so, daß beim plötzlichen Nachlassen des Kammerdrucks das Blut in den großen Gefäßen (Aorta und Pulmonalis) für kurze Zeit nach rückwärts strömt und an den Semilunarklappen anprallt. Er ist also aus einem Aorten- und Pulmonalton zusammengesetzt.

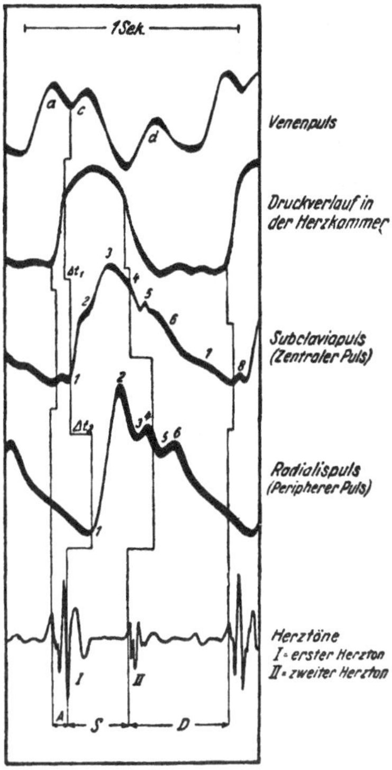

Abb. 23. Zeitliche Aufeinanderfolge von Venenpuls, Kammerdruck, Subclaviapuls und Herztönen
A = Anspannungszeit, S = Systolendauer (Austreibungszeit), D = Diastolendauer, $\triangle t_1$ = Verspätung des Subclaviapulses gegen den Kammerdruck, $\triangle t_2$ = Verspätung des Radialispulses gegenüber dem Subclaviapuls (zentralen Puls)
Zentraler Puls: 1—2 Systolischer Anstieg, 2 Anfangsschwingung, 3—4 Systolischer Hauptteil, 4 Inzisur, 5 Nachschwingung, 6 Eigenschwingung, 7 Erste Vorschwingung (Vorhof), 8 Zweite Vorschwingung (Anspannung).
Peripherer Puls: 2 Gipfel, 4 Zwischenschlag, 6 Erster Nebenschlag

Dadurch werden diese, der Anfangsteil der genannten Gefäße und die Blutsäule zu einigen rasch abklingenden Schwingungen erregt.

Für die Entstehung beider Herztöne spielen daneben auch höhere Teilkomponenten des Brustpulses eine gewisse Rolle. Da der Brustpuls anderen Vorgängen (s. o.) entstammt, ist diese Tatsache insbesondere bei der Deutung von Herztonaufzeichnungen (*Phonokardiogrammen*) nicht zu vernachlässigen.

Neben den beiden Herztönen ist unter gewissen Bedingungen eine dritte, distinkte Schallerscheinung, ein **Extraton** zu hören, so daß ein Dreierrhythmus entsteht. Die diagnostische Bedeutung dieser Extratöne ist ebenso erheblich wie der Nachweis von Geräuschen. Ihre Differenzierung erfordert häufig eine Schallaufzeichnung (*Phonokardiographie*), da es sich um geringe zeitliche Unterschiede im Auftreten handelt, die von unserem Ohr schlecht unterschieden werden können.

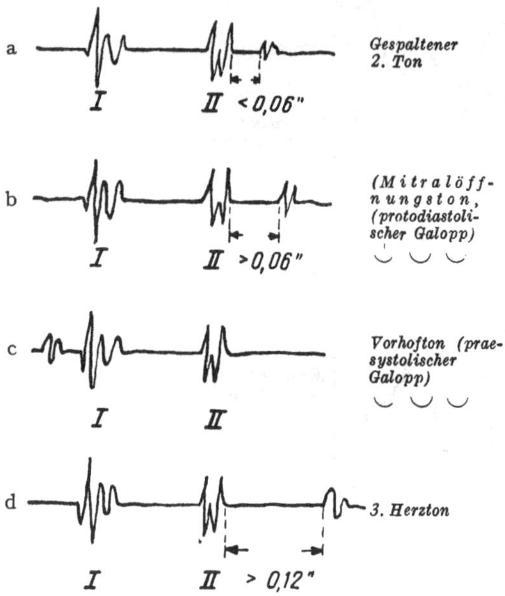

Abb. 24. Schema der häufigeren Extratöne

1. Physiologische Spaltung des 2. Herztons

Am einfachsten lassen sich die Verhältnisse in einer schematischen Übersicht darstellen:

Der 2. Herzton setzt sich aus einem lauten (höherer Druck im großen Kreislauf!) Aortenton und leiseren Pulmonalton zusammen. Während der Einatmung nimmt infolge vermehrten Sogs auf die Venen das Schlagvolumen der rechten Herzkammer zu. Das vermehrte Schlagvolumen benötigt eine etwas längere Austreibungszeit. Deshalb erfolgt im Inspirium der Schluß der Pulmonalklappe später als der Schluß der Aortenklappe. Es tritt eine Spaltung des 2. Herztons (Auskultationsstelle 2. ICR. links) mit einer Differenz von etwa 0,04—0,07" ein.

Fehlt die Spaltung des 2. Herztons bei der Einatmung, so ist dies ein Hinweis auf eine Druckerhöhung im kleinen Kreislauf (Mitralstenose, Emphysem, angeborene Herzfehler).

2. Weite Spaltung des Herztons bei normaler Reihenfolge Aortenton-Pulmonalton

Ständig — auch im Exspirium — hörbar.

a) Rechtsschenkelblock.

Infolge verspäteter elektrischer Erregung der rechten Herzkammer kommt es zu einer Verspätung des Pulmonalklappenschlusses. Dabei bleibt die Schwankung der Distanz mit der Atmung erhalten.

b) Volumenbelastung der rechten Herzkammer.
Hauptsächlich bei Vorhofseptumdefekt und Ventrikelseptumdefekt (Links-Rechts-Shunt).
Bei Vorhofseptumdefekt keine Schwankung mit der Atmung. Die Breite der Spaltung ist von der Größe des Defekts (Ausmaß des Nebenschlusses = Shunt) abhängig. Eintretender Hochdruck in der Pulmonalis verkürzt das Intervall.

c) Druckbelastung der rechten Herzkammer.
Die Austreibungszeit der rechten Kammer ist proportional dem erhöhten Widerstand der verengerten Pulmonalklappe erhöht. Die Spaltung schwankt mit der Atmung.

d) Mitralsinsuffizienz.
DieAustreibungszeit der linkenHerzkammer ist dabei infolge Rückfluß von Blut durch die schlußunfähige Mitralklappe verkürzt. Der Aortenklappenschluß erfolgt deshalb verfrüht. Schwankung mit der Atmung ist normal.

3. Umgekehrte Spaltung

Der Pulmonalton erscheint vor dem verspäteten Aortenton. Die Distanz der Spaltung wird nun umgekehrt bei der Einatmung kürzer, bei der Ausatmung größer. Die Ursachen der Spaltung entsprechen den vom rechten Ventrikel hervorgerufenen.

a) Linksschenkelblock.

b) Volumbelastung der linken Herzkammer,
z. B. großer offener Ductus Botalli.

c) Druckbelastung der linken Herzkammer,
z. B. starke Aortenstenose.

4. Mitralöffnungston

Beim gesunden Herzen schmiegen sich die zarten Klappensegel der Innenwand der Herzkammer an, wenn zu Beginn der Diastole Blut in diese einströmt. Sind die Klappenränder verwachsen, so kommt es beim Einsturz des Blutes zu einer ruckartigen Anspannung des Klappentrichters — wie bei der Anspannung eines Segels beim Wenden — und damit zu der nach dem zweiten Ton (II) einfallenden, zusätzlichen Schallerscheinung (MÖT). Das Intervall (II-MÖT) ist zwar häufig länger als 0,07″, kann aber gerade bei schweren Mitralstenosen bis 0,03″ verkürzt sein. Eine Zeitmarke (— 0,06″) darf also nicht mehr als charakteristisch angesehen werden. Dagegen ist das Punctum maximum der Lautstärke über dem 4. ICR links und vor allem über der Herzspitze typisch. Auch ist keine Schwankung mit der Atmung zu beobachten. Nur bei Lagewechsel ändert sich das Intervall. Bei völliger Vernarbung oder Verkalkung der stenosierten Klappe verschwindet der MÖT. Seine deutliche Hörbarkeit läßt also eine gute Operationsprognose annehmen.

5. Dritter Herzton

Wird durch plötzliche Ventrikelfüllung in der frühen Diastole erzeugt und ist bei Jugendlichen physiologisch. Im Erwachsenenalter beobachtet man ihn infolge Linksinsuffizienz des Herzens. In diesen Fällen folgt er dem 2. Herzton im großen Abstand von 0,12—0,16″.

Als früher (0,08—0,13″) 3. Herzton oder protodiastolischer (protos = erster) Click tritt er beim Panzerherzen infolge des extrem erhöhten diastolischen Füllungsdrucks auf. Dabei sind seine Frequenzen auch höher, so daß er mit einem MÖT verwechselt werden kann. In der gleichen Weise kann er auch bei ausgeprägter Herzmuskelfibrose (chronische Myokarditis, familiäre Kardiomegalie) gefunden werden.

6. Vorhofton (4. Herzton)

Normal nicht hörbar. Bei verstärkter Vorhofaktion als erstes Zeichen einer beginnenden Dekompensation des linken Ventrikels nachweisbar. Er ist tieffrequent und tritt kurz vor dem 1. Ton auf.

Die bisher genannten Extratöne gehören sämtlich der Diastole des Herzens an. Sehr viel seltener sind Extratöne in der Zeit der Systole. Infolge ungleichzeitiger Aktion der Kammern beobachtet man gelegentlich eine *Spaltung* des ersten Tons. Eine abgelaufene Pleuritis oder Perikarditis kann zu einem Extraton *während* der Systole führen, der als „systolischer Click“ bezeichnet wird und sich meist nur phonokardiographisch von dem vorher genannten Extratönen abgrenzen läßt.

Außer den kurz dauernden Herz-„Tönen“ können wir über dem Herzen auch länger anhaltende Schallerscheinungen hören, die dann in den sonst schallfreien Pausen auftreten und als **Herz-Geräusche** im medizinischen Sinne bezeichnet werden. Sie sind häufig, aber durchaus nicht ausschließlich, Folgeerscheinungen pathologischer Prozesse. Die Bedingungen für die *Entstehung* von Geräuschen sind dann gegeben, wenn sich die glatte Strömung des Blutes in eine turbulente umwandelt und durch die sich dann ablösenden Wirbel die Gefäß- bzw. Herzumwandung in Schwingungen versetzt wird. Man sagt, daß unter diesen Umständen eine Schwingung der Gefäßwand genau so angeregt werde, wie der Bogen einer Geige die Saiten anstreicht. Eine derartigeUmwandlung der Strömung kann durch verschiedene Ursachen zustande kommen. In erster Linie ist es das Auftreten erheblicher *Querschnittsänderungen* im durchströmten System, vor allem das Strömen durch eine enge Stelle in einen weiteren Raum, die dafür in Betracht kommt. Die Schwingungserzeugung ist dabei stark von der *Strömungsgeschwindigkeit* abhängig, so daß bei langsamem Strömen auch stärkere Verengerungen noch nicht zur Geräuschentstehung Anlaß geben müssen, während bei einem rasch fließenden Blutstrom schon geringe Rauhigkeiten zur Auslösung genügen können. Ist die Strömungsgeschwindigkeit stark erhöht und die *Gefäßwand* besonders leicht schwingungsfähig (geringe Elastizität, geringe Reibung usw. s. Abschnitt Perkussion), so können Geräusche auch bei unverändertem Stromweg auftreten. Dasselbe beobachtet man auch bei *Veränderungen der Blutflüssigkeit*, insbesondere stärkeren Anämien. Die eben genannten Bedingungen für die Geräuschentstehung am Herzen sind besonders häufig bei *Erkrankungen des Klappenapparates* gegeben. So führt die Schlußunfähigkeit (Insuffizienz) einer Klappe oder deren Verengerung (Stenose) durch Verwachsung der Klappenränder dazu, daß das Blut durch eine enge Öffnung in einen größeren Raum strömt, wie wir es oben als Hauptursache für die Bildung eines Geräusches kennen gelernt haben.

Die Insuffizienz einer Klappe, die also deren ungenügende Schlußfähigkeit bedeutet, ist streng von der Herzinsuffizienz zu unterscheiden. Unter der letzteren verstehen wir ganz allgemein eine krankhafte Einschränkung der Leistungsfähigkeit des Herzens, wie sie auf Grund der verschiedensten Ursachen entstehen kann.

Von diesen *organischen Herzgeräuschen* trennt man allein nach der pathologischen Bedeutung die **akzidentellen Geräusche**, wie sie bei Beschleunigung des Blutstroms z. B. im Fieber, bei Anämie usw. vorkommen, ohne daß sichere Unterschiede im Schallcharakter gegenüber den ersteren bestehen. Im einzelnen wird darauf später noch genauer zurückzukommen sein. Doch sei bereits jetzt eindringlich betont, daß jedes Herzgeräusch nur im klinischen Gesamtbefund (Anamnese, Herzform, Phonokardiogramm, Blutdruck, Ekg usw.) verwertet werden darf und für sich allein nichts bedeutet.

Wenn die Herzgeräusche auch nicht im Blut entstehen, so werden sie doch von den Gefäßwänden auf die Blutsäule übertragen und dadurch *fortgeleitet*. Auf diese Weise erfährt die allgemeine Regel, daß Geräusche am lautesten am Ort ihrer Entstehung wahrzunehmen sind, eine Ausnahme und wir können sie auch entfernt davon in der Richtung des Blutstroms hören. Man auskultiert deshalb das Herz nicht ausschließlich an den *Projektionsstellen der einzelnen Klappen* auf die vordere Brustwand, sondern benutzt auch einige Punkte, die davon verschieden sind. Abb. 25 gibt eine Darstellung dieser einzelnen **Auskultationsstellen** mit Einzeichnung der Klappenprojektion. Demnach auskultieren wir:

1. die **Mitralklappe**: an der Herzspitze,
2. die **Aortenklappe**: rechts neben dem Sternum im zweiten Interkostalraum. Evtl. auch etwas links von der Mittellinie in Höhe des 3. Interkostalraums (punctum quintum),
3. die **Pulmonalklappe**: links neben dem Sternum im 2. Interkostalraum,
4. die **Tricuspidalklappe**: am Ansatz des 5. Rippenknorpels rechts vom Sternum.

Diese fünf Stellen sind bei jeder Untersuchung jeweils bei *Atemstillstand* und währnnd normaler Atmung (Spiel des 2. Herztons!) genau abzuhören. Man achtet zunächst darauf, ob die Herzaktion regelmäßig oder unregelmäßig ist (s. Puls). Bei unregelmäßiger Aktion ist in jedem Fall die Zahl der Herzschläge und der Radialpulse gleichzeitig festzustellen, da ein **Pulsdefizit** *frustane Kontraktionen* des Herzens beweist, die meist ernstere Bedeutung haben. Normalerweise ist an den Auskultationsstellen der Mitralis und Trikuspidalis der erste Ton lauter als der zweite, während an der Herzbasis (Aorten und Pulmonalklappe) der zweite Ton größere Intensität besitzt. Unter normalen Bedingungen ist es leicht, die beiden Töne zu unterscheiden, da — wie bereits erwähnt — der erste Ton etwas dumpfer und länger ist, als der zweite. Ist man sich bei erschwerten Verhältnissen unklar, so bringt die gleichzeitige Betastung des Spitzenstoßes oder des Carotispulses (*nicht* Radialis, da dieser zu sehr verspätet ist) eine Entscheidung. Die *Stärke* der Herztöne ist im wesentlichen von extrakardialen Faktoren abhängig. Eine

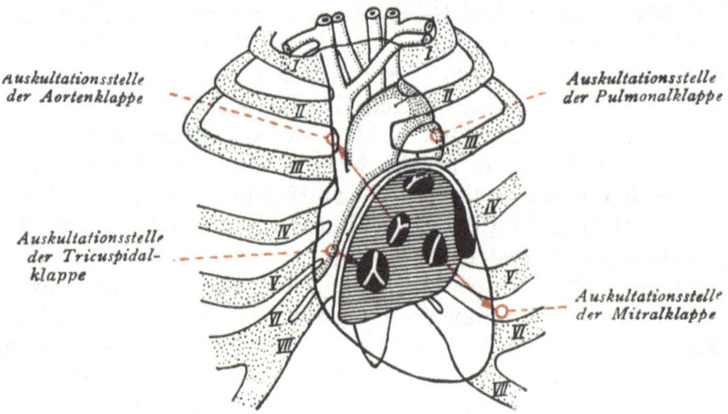

Abb. 25. Ventilebene des Herzens (nach BRAUS) und Auskultationsstellen der einzelnen Klappen

stärkere Lungenblähung, ein Herzbeutelerguß oder ein sehr dickes Fettpolster sind die häufigsten Ursachen für eine geringe Lautstörke. Ein Schluß auf die Herzkraft ist kaum je erlaubt, es sei denn, daß man bei ein und demselben Kranken unter fortlaufender Auskultation ein Leiser- und Dumpferwerden der Töne feststellt. Unter diesen gleichbleibenden Bedingungen kann man dann daraus schließen, daß die Herzkontraktion langsamer und weniger kräftig erfolgt. Praktisch wichtig ist der *Vergleich der zweiten Töne an der Basis*. So weist die Akzentuation des 2. Pulmonaltons auf eine Erhöhung des Druckes in der Lungenschlagader hin. Eine Betonung des zweiten Aortentons ist ebenso bei einer Drucksteigerung im großen Kreislauf zu finden. Allerdings lassen sich nur deutliche Unterschiede verwerten, da die beiden Töne schon beim Gesunden nicht immer ganz gleich laut sind. Neben diesem Vergleich des zweiten Aorten- und Pulmonaltons hat man in erster Linie darauf zu achten, ob die Herztöne „rein" sind, d. h. ob ein Geräusch vorhanden ist oder nicht. Die Diagnose eines „unreinen" Herztons, zu der der unsichere Anfänger so häufig neigt und mit der die Vorstufe eines Geräusches bezeichnet werden soll, ist möglichst ganz zu vermeiden, da sie doch nichts beweist, und durch die klare Entscheidung, ob Geräusch oder nicht zu ersetzen. Häufig können Geräusche erst bei etwas größerer Blutgeschwindigkeit nachgewiesen werden. Man läßt deshalb in Verdachtsfällen den Kranken – soweit es sein Zustand erlaubt – einige Kniebeugen ausführen, oder veranlaßt ihn, sich einige Male im Bett aufzusetzen und sich wieder zurückzulegen. Auch untersucht man zweckmäßig sowohl im Liegen, wie im Stehen. Hat man ein **Geräusch** festgestellt, so ist zunächst die wichtigste Frage die, in welche *Phase der Herztätigkeit* es fällt. Da nicht selten das Geräusch den ersten oder zweiten Herzton völlig überdeckt oder überhaupt an seine Stelle tritt, muß man dabei häufig die Palpation des Spitzenstoßes oder der Carotis heranziehen. In der Hauptsache unterscheiden wir *systolische* und *diastolische* Geräusche (Abb. 26). Diastolische Geräusche, die kurz vor Beginn der Systole einsetzen, werden als *präsystolische*, solche, die nur zu Anfang der Diastole hörbar sind, als protodiastolische (selten) bezeichnet. Als nächstes ist festzustellen, an welcher *Stelle* das Geräusch am *lautesten* zu hören ist und wohin es sich *fortpflanzt*. Wenn wir auch die Geräusche in erster Linie an den obengenannten Stellen auskultieren, so sind dabei doch folgende Tatsachen zu berücksichtigen: Mitralgeräusche sind manchmal im zweiten linken Interkostalraum neben dem Brustbein, also an der üblichen Auskultationsstelle der Pulmonalis, besonders deutlich zu hören, weil sie hier durch den linken Vorhof gut zur Brustwand geleitet werden. Aortengeräusche hört man meist an der zweiten Auskultationsstelle der Aorta, am punctum quintum am lautesten. Dort sind nicht selten auch Pulmonalisgeräusche am stärksten und klingen besonders ohrnahe. Aus der Lokalisation eines Geräusches *allein* kann man also nicht ohne weiteres die beschädigte Klappe erkennen. Das ist auch bei der allseitigen Einbettung des Herzens und der Gefäße in Gewebe, deren Schalleitfähigkeit überwiegend nicht schlechter ist als deren eigene, kaum anders zu erwarten. Im großen und ganzen kann man sich aber doch an die alte Regel halten,

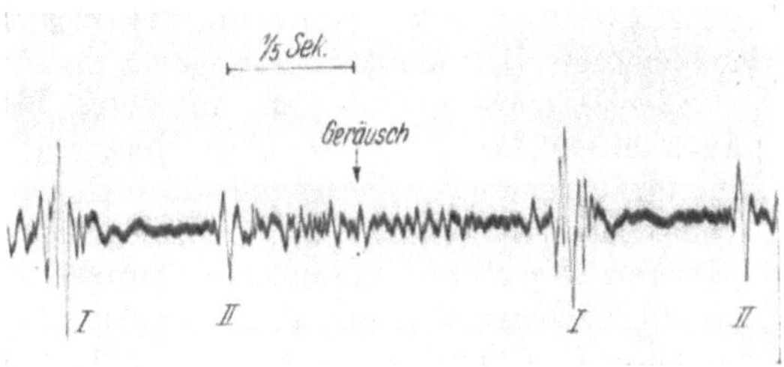

Abb. 26. Diastolisches Geräusch
I = erster Herzton, II = zweiter Herzton

daß Geräusche in der Richtung des Blutstroms sich fortpflanzen und wird dementsprechend bei einem Geräusch, das von der Auskultationsstelle der Mitralis nach der Basis zu schwächer wird, auf einen Mitralfehler schließen und umgekehrt, wenn ein Geräusch zwar an der Spitze hörbar ist, aber nach der Basis zu lauter wird und sich evtl. noch in die Carotis fortpflanzt, einen Aortenfehler annehmen, sofern die übrigen Untersuchungsbefunde (s. später) dieser jeweiligen Diagnose nicht widersprechen. Die *Stärke* eines Geräusches ist – wie bereits erwähnt – in erheblichen Maße von der Strömungsgeschwindigkeit des Blutes abhängig und wird auch weitgehend von den extrakardialen Faktoren beeinflußt, die bei den Herztönen genannt wurden. Insbesondere ist darauf hinzuweisen, daß die Stärke eines Geräusches durchaus nicht dem Grad der anatomischen Veränderungen zu entsprechen braucht, da bei Stenosen stärkere Verengerungen die Geschwindigkeit der Strömung herabsetzen oder andererseits funktionell unbedeutende Insuffizienzen sich sehr laut bemerkbar machen können. *Verschwinden* der Geräusche ist bei erheblicheren Klappenveränderungen stets als *bedrohliches Zeichen* nachlassender Herzkraft zu deuten, mit deren Besserung auch diese wieder zurückkehren. Der *Charakter* eines Herzgeräusches ist neben den für die Lautstärke genannten Bedingungen auch besonders durch die physikalischen Zustände bedingt, die pathologische Prozesse an den Klappen und deren Umgebung im einzelnen hinterlassen haben (Starrheit, Fixation usw.). Es wird davon abhängen, ob ein sägender, gießender, hauchender usw. Charakter resultiert, und es wird vorläufig mehr Sache der Erfahrung als der tieferen Einsicht in die Vorgänge sein, diese Eigentümlichkeiten der Schallerscheinungen vorsichtig für die Diagnose zu verwerten. Wir werden bei Besprechung der einzelnen Herzfehler darauf zurückkommen. Eine Sonderstellung nimmt in dieser Hinsicht nur das **Reibegeräusch** ein, dessen Nachweis das Vorhandensein einer trockenen Perikarditis beweist. Es ist fast ausschließlich durch entzündliche Auflagerungen an Epi- und Perikard bedingt, die bei der Herzaktion gegeneinander reiben. Man hört es am besten meist an der Basis des Herzens an ziemlich umschriebenen Stellen und findet kaum je eine Fortleitung. Häufig ist es nur wenige Stunden nachzuweisen, da sich bald ein Erguß ausbildet. Das Geräusch klingt meist sehr ohrnahe und ist zum Unterschied von den Klappengeräuschen durch einen drei- oder vierteiligen Rhythmus (Lokomotivgeräusch) ausgezeichnet, der eine gewisse Unabhängigkeit von den üblicherweise im Vordergrund stehenden Herzphasen aufzuweisen scheint. Dies rührt daher, daß sich auch die Systole und Diastole (seltener) der *Vorhöfe* dabei durch Reiben bemerkbar macht.

III. Die Untersuchungen des Pulses

1. Venen- und Arterienpuls

Die rhythmischen Schwingungserscheinungen am Gefäßsystem, die wir zusammenfassend als Puls bezeichnen, weisen in der Mehrzahl eine so langsame *Frequenz* (70 pro Min. = 1,17 pro Sek. = 1,17 Hz) auf, daß sie nicht mit dem Ohr, wohl aber durch das Auge (Inspektion) oder das Tastgefühl der Finger (Palpation) nachgewiesen werden können. Die beste Beurteilung erlaubt zweifellos die graphische Aufzeichnung (Sphygmographie), die den großen diagnostischen Wert der Pulsuntersuchung noch erheblich gesteigert hat. Nach den anatomischen und funktionellen Gegebenheiten haben wir zwischen dem *Venenpuls* einerseits und dem *arteriellen Puls* andererseits zu unterscheiden.

Der **Venenpuls** ist — oft nur beim liegenden Patienten — im Winkel zwischen Schlüsselbein und lateralem Rand des Kopfnickers oder zwischen dessen beiden Ansätzen als An- und Abschwellen der dort verlaufenden V. jugularis zu *sehen*. Fühlen kann man ihn nicht, da den Volumänderungen der nachgiebigen Blutader keine bedeutenden Druckänderungen, sondern nur Mengenänderungen der bald mehr, bald weniger gestauten Blutsäule zugrunde liegen (*Volumpuls*). Bei sorgfältiger Beobachtung und einiger Übung läßt sich gut erkennen, daß die erste Welle des Jugularispulses kurz *vor* dem Beginn des gleichzeitig palpierten Spitzenstoßes oder Carotispulses einsetzt und während der Systole ein Abschwellen der Vene (systolischer Kollape) eintritt. Diese mit der Herztätigkeit synchromen Volumschwankungen dürfen nicht mit den respiratorischen Füllungsschwankungen verwechselt werden, die infolge der durch die Atmung bedingten intrathorakalen Druckschwankungen in einer inspiratorischen Ab- und exspiratorischen Zunahme der Venenfüllung bestehen. Die *Registrierung* des Venenpulses (Abb. 23) bestätigt das Resultat der Beobachtung und liefert weitere Einzelheiten. Wir können drei Wellen erkennen, die präsystolisch (a), zu Beginn der Systole (c) und zu Beginn der Diastole (d) auftreten. Die Welle a zeigt an, daß durch die Vorhofkontraktion eine Hemmung des venösen Abflusses aus der Peripherie eintritt, c ist durch die mitgeteilte Pulsation der benachbarten Arterien zu erklären. Ihr folgt der systolische Kollaps, der dadurch bedingt ist, daß während der Systole des Herzens der Trikuspidaltrichter kammerwärts gezogen wird und dadurch wie der Stempel einer Spritze Venenblut ansaugt. Nach Beendigung des Systole sind kurze Zeit alle Klappen am Herzen geschlossen und dadurch erneut das Abströmen aus der Jugularis gehindert, so daß es wieder zu einem Anstieg der Kurve, zu der diastolischen Welle d kommt, der aber nach Öffnung der Trikuspidalis rasch abfällt. Wenn wir somit beim Gesunden einen negativen Venenpuls — also ein systolisches Abschwellen der Jugularis — beobachten, so können wir bei einer Insuffizienz der Trikuspidalklappe, die meist relativ, durch starke Überdehnung des Klappenrings bei rechtsseitiger

Herzerweiterung, zustande kommt, sehen, daß nicht nur eine starke Überfüllung der Venen, sondern auch eine deutliche systolische Pulsation eintritt. Dieser **positive Venenpuls** ist in solchen Fällen auch zu palpieren und als Zeichen einer rechtsseitigen Herzerweiterung von großem Wert. Er stellt das praktisch wichtigste Phänomen am Venenpuls dar, während feinere Veränderungen, die nur auf der Kurve nachzuweisen sind, im allgemeinen geringere Bedeutung besitzen und hier nicht besprochen werden können.

Neben der Beobachtung des Venenpulses ist es in manchen Fällen wichtig, einen Anhalt über den **Druck im Venensystem** zu gewinnen, da uns dieser anzeigt, ob vor dem rechten Herzen eine Stauung besteht. Das einfachste Verfahren ist, den liegenden Kranken aufzufordern, seinen gestreckten Arm langsam zur Vertikalen zu erheben. Beim Kreislaufgesunden entleeren sich dabei die Handvenen, wenn diese etwa 10 cm über Herzhöhe stehen. Genauere Resultate gewinnt man durch blutige Messung, indem man eine Kanüle in die Vene einführt und durch diese aus einem erhöht stehenden Glasgefäß mittels Schlauch Kochsalzlösung einfließen läßt (intravenöse Infusion). Der letzte Abschnitt des Glasrohrs bleibt dabei gefüllt. Die Höhe der Füllung entspricht dem Venendruck. Als Normalwerte gelten 40 bis 80 mm, bei schwerer Stauung wurden bis über 300 mm (Wasser) gefunden.

Auskultatorische Erscheinungen lassen sich über den Halsvenen auch beim Gesunden häufig nachweisen, da hier stärkere Querschnittsänderungen vorkommen (Bulbus v. jugularis) und die dünnen Gefäßwände sehr schwingungsfähig sind. Das hier hörbare Geräusch wird als Nonnensausen (Nonne = Kreisel) bezeichnet. Bei Anämischen ist es besonders deutlich. Eine diagnostische Bedeutung kommt ihm nicht zu.

Während der Venenpuls im wesentlichen Ausdruck des Füllungszustandes der Halsvenen ist, stellt der **arterielle Puls** wellenförmige *Druck*schwankungen im Gefäßrohr dar und ist durch die wichtigsten Kreislaufgrößen – Herzfrequenz, Systolen- bzw. Diastolendauer und Schlagvolumen einerseits, Arterienelastizität und peripherer Gefäßwiderstand andererseits – nach Größe und Form bestimmt. Da eine aktive Tätigkeit der Arterien im naiven Sinn einer rhythmischen Peristaltik, völlig auszuschließen ist, kann sich die diagnostische Verwertung des Pulses nur auf eine klare Vorstellung über die *Mechanik* bzw. *Dynamik des arteriellen Kreislaufs* gründen. Man geht bei diesen Überlegungen am besten von einem starren und völlig unelastischen Gefäßsystem aus. In diesem Fall würde der Einwurf des Schlagvolumens zu einer überall gleichzeitig einsetzenden, rapiden Drucksteigerung führen, die im Verlauf der Systole erhalten bliebe und mit Einsetzen der Diastole rasch wieder den Nullpunkt erreichen würde (Abb. 27 a). Da nur während der Systole ein Druck vorhanden wäre, würde in den peripheren Arterien auch nur in dieser Zeit ein Blutstrom fließen können und in der Diastole Stillstand herrschen. Die tatsächlich vorhandene elastische Nachgiebigkeit der Gefäßwandung hat nun in der Hauptsache zwei Folgen. *Erstens* wird ein Teil des Schlagvolumens im dehnbaren Aortenrohr gespeichert, so daß während der Systolendauer nur etwa die Hälfte desselben in die Peripherie abfließt. Auch wenn die Kraft des Herzens nun in der Diastole aufhört, bleibt infolge der elastischen Kraft der systolisch gespannten Gefäßwand anfänglich der Druck im Gefäßsystem erhalten und sinkt erst langsam mit der nun diastolisch erfolgenden Entleerung des Speichers ab[1]) (Abb. 27 b). Das Absinken erfolgt je nach der Größe des peripheren Gefäßwiderstandes schneller oder langsamer. Noch im Absinken setzt je nach der Herzfrequenz die neue Systole ein und erhöht den Druck um den inzwischen verloren gegangenen Betrag. Auf diese Weise entsteht also ein stationärer Druck (diastolischer Druck), der von Druckschwan-

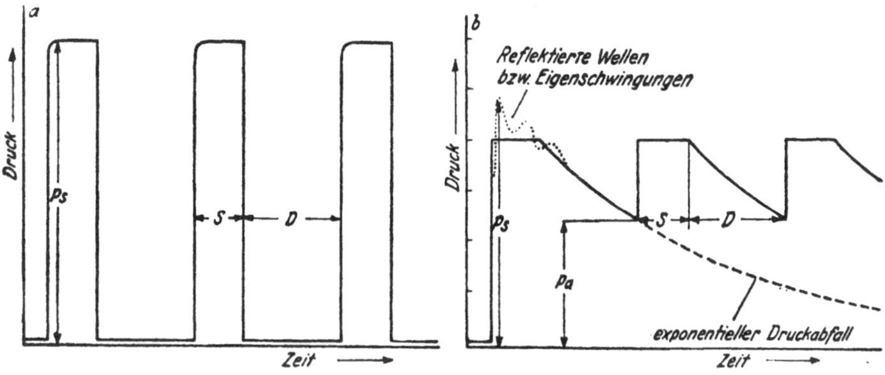

Abb. 27. Druckverlauf im Gefäßsystem

a) Bei völlig starren (unelastischen) Gefäßen und alleinigem Vorhandensein eines peripheren Strömungswiderstandes entsteht ausschließlich ein systolischer Blutdruck.

b) Bei elastischen (dehnbaren) Gefäßen und gleichzeitigem Vorhandensein eines peripheren Strömungswiderstandes entsteht auch ein diastolischer Blutdruck.

ps — systolischer-, *pd* — diastolischer Blutdruck, *S* = Systolen, *D* = Diastolendauer

kungen überlagert wird[2]). Die Form dieser Druckschwankungen (Abb. 27 b) ist aus der geschilderten Entstehungsweise ohne weiteres verständlich und kann als die Grundform des arteriellen Pulses bezeichnet werden. *Zweitens* hat die Elastizität des Aortenrohrs zur Folge, daß sich die durch den Einwurf des Schlagvolumens verursachte Druckschwankung nicht gleichzeitig in allen Arterien bemerkbar macht, sondern sich erst mit einer gewissen Geschwindigkeit (Pulswellengeschwindigkeit) wellenförmig vom

[1]) Elektrisch kann die Systole mit der Ladung eines Kondensators, die Diastole mit dessen Entladung über einen Widerstand verglichen werden.

[2]) Elektrisch finden sich analoge Verhältnisse im Anodenkreis einer Verstärkerröhre.

Zentrum in die Peripherie fortpflanzt. Dort treten Reflexionen ein, die zur Bildung stehender Wellen führen, genau so wie an einem Seil, das an einer Wand befestigt und in Schwingungen versetzt wird. Die mit diesen stehenden Wellen sich ausbildenden *Eigenschwingungen* des Gefäßsystems überlagern sich nun der Grundform des arteriellen Pulses und bilden eine Reihe sekundärer Erhebungen, die für den einzelnen Arterienpuls charakteristisch sind (in Abb. 27 b punktiert eingetragen, Abb. 23). Dazu kommt noch, daß infolge der niedrigen Eigenschwingungszahl des Arteriensystems rasche Druckänderungen schlecht fortgepflanzt werden (z. B. Inzisur des zentralen Pulses Abb. 23) und dementsprechend der periphere Puls eine deutliche Abschleifung seiner Form gegenüber dem zentralen aufweist. Naturgemäß sind diese feinen Unterschiede zwischen dem Puls in zentralen Arterien (z. B. A. subclavia) und dem Puls in peripheren Gefäßen (z. B. A. radialis) nur mittels graphischer Aufzeichnungen festzustellen, die wir im allgemeinen besonderer Fragestellung vorbehalten. Bei der einfachen klinischen Untersuchung *palpieren wir den Puls* der A. radialis am Handgelenk, evtl. auch den Carotispuls in der Inframandibulargegend (z. B. während operativer Eingriffe) oder bei Verdacht auf Verschluß der Beingefäße (claudicatio intermittens), die A. dorsalis pedis am Fußrücken. Eine vergleichende Palpation beider Fußrückenarterien, der Arteriae tibialis posteriores unter dem inneren Knöchel, der A. popliteae in der Kniekehle und der A. femorales am Leistenband ist dabei unbedingt notwendig. Bei Verdacht auf Durchblutungsstörungen der oberen Extremitäten ist der Druckablauf in beiden A. radiales zu vergleichen (s. a. Blutdruckmessung). Für den nicht so seltenen Verschluß einer Carotis interna kann die vergleichende Palpation der Halsschlagadern manchmal Hinweise erbringen. Bei Verdacht auf eine Gefäßerkrankung sollte auch die *Auskultation der Blutgefäße* nicht versäumt werden. Normalerweise hört man nur über den herznahen großen Gefäßen einen oder zwei „Töne", die beim Durchlaufen der Pulswelle als „Anspannungston" der Gefäße erzeugt werden. Geräusche entstehen häufig schon als Frühsymptom bei endangitischen oder arteriosklerotischen Gefäßprozessen, doch spielt bei deren Genese auch die Blutströmungsgeschwindigkeit (körperliche Belastung, Erregung, Thyreotoxikose) und die Blutbeschaffenheit (Anämie) eine Rolle.

Die **Palpation der Radialis**, das „*Pulsfühlen*", wird mit Zeige- und Mittelfinger (niemals mit dem Daumen!) vorgenommen. Zunächst sucht man ein Urteil über die Wandbeschaffenheit der Arterie zu gewinnen. Da diese nur am blutleeren Gefäß richtig zu beurteilen ist, wird man nach dem Vorschlag von EDENS diese Untersuchung mit der Blutdruckmessung (s. nächster Abschnitt) verbinden und die Manschette so weit aufblasen, bis kein Puls mehr zu fühlen ist. Unter normalen Verhältnissen ist dann die Arterie höchstens noch als zarter Schlauch tastbar. Bei der Arteriosklerose dagegen fühlt man ein richtiges Rohr, das unter Umständen durch herdförmig eingelagerte Verkalkungen die Beschaffenheit einer Gänsegurgel annehmen kann, oder infolge des Elastizitätsverlustes deutlich geschlängelt ist. Man hüte sich aber ohne weiteres aus der lokal festgestellten Sklerose nun auch auf ein Ergriffensein anderer Gefäßgebiete (Kranzadern, Hirngefäße) zu schließen! Am Puls selbst muß man sich zuerst über die *einzelnen Qualitäten getrennt* Rechenschaft ablegen und kann dann daraus evtl. eine zusammenfassende Aussage machen. Nach langjähriger Übung mögen gelegentlich die Einzelwahrnehmungen verschmelzen und die dem speziellen Fall angepaßte Diagnose eines „guten" oder „schlechten" Pulses rechtfertigen. Wir haben folgende **Pulsqualitäten** zu unterscheiden:

1. **Frequenz** (frequens-rarus),
2. **Rhythmus** (regularis-irregularis),
3. **Spannung** (durus-mollis),
4. **Größe** (magnus bzw. altus-parvus),
5. **Druckablauf** (celer-tardus) des Pulses,
6. **Gleichmäßigkeit des Ausschlags** (aequalis-inaequalis).

1. Die **Frequenz** des Pulses ist keine konstante Größe, sondern schwankt auch beim Gesunden in ziemlich weiten Grenzen. Für den Erwachsenen kann man als Durchschnittswerte bei körperlicher Ruhe etwa 60 bis 80 Schläge pro Min. angeben. Bei Kindern ist die Frequenz höher, etwa 90 bis 140 pro Min. und auch im Greisenalter tritt meist eine gewisse Zunahme der Pulszahl ein. Für die Zählung nimmt man meist nicht eine volle Minute, sondern begnügt sich mit ¼ oder ½ Min. Beobachtungszeit und multipliziert dann das Resultat mit 4 bzw. 2.

Beschleunigung des Pulses (Tachykardie) tritt beim Kreislaufgesunden infolge körperlicher Anstrengung, hormonaler (Schilddrüse) oder vegetativer (Sympathicus) Einflüsse, bei psychischen Erregungen (Untersuchung!) im Fieber (auf 1° Temperaturerhöhung etwa 8 Schläge) oder durch die Wirkung von Toxinen ein. Beim Herzkranken ist die Steigerung der Pulsfrequenz meist Ausdruck der Herzschwäche, doch wird auf Einzelheiten im speziellen Teil zurückzukommen sein.

Bei körperlicher Arbeit muß die Sauerstoffzufuhr in die Peripherie erhöht werden. Dies kann im wesentlichen nur durch Erhöhung des Minutenvolumens (MV = Schlagvolumen × Frequenz) erfolgen, da 1 Liter Blut nur eine begrenzte Menge O_2 transportieren kann (Totalkapazität für 1 Liter Blut 200 cm³ O_2, davon werden in Ruhe etwa 50 cm³, bei Arbeit bis etwa 150 cm³ von der Peripherie abgeschöpft = arteriovenöse Differenz). Der Trainierte erhöht bei Arbeit meist überwiegend das Schlagvolumen (normal etwa 70 cm³, bei Arbeit bis 250 cm³), der Untrainierte vorwiegend die Frequenz. Da zu Beginn der Arbeit die O_2-Zufuhr den Anforderungen der Peripherie nicht genügt, entsteht ein O_2-Defizit (O_2-Schuld), das in der Erholungsphase abgetragen werden muß. Deshalb hält die Schlagvolumen- und Frequenzsteigerung auch noch einige Zeit nach Aufhören der Arbeit an. Bei leichter Arbeit (Treppensteigen, 10 bis 20 Kniebeugen) wird von einem gesunden Herzen die O_2-Schuld in etwa 1 bis 2 Min. ausgeglichen. Man läßt deshalb häufig zur „*Herzfunktionsprüfung*" den Untersuchten 10 bis 20 Kniebeugen ausführen, zählt vorher den Ruhepuls und ermittelt nachher durch Pulszählung in Abständen von ¼ Min., wann dieser Ausgangswert wieder erreicht wird. Da die Pulsfrequenz nur eine von den 3 Veränderlichen (Frequenz, Schlagvolumen, arteriovenöse Differenz) darstellt, ist das Ergebnis höchst unsicher. Auch eine gleichzeitige Blutdruckmessung bringt keine wesentliche Verbesserung, da die Blutdruckamplitude kein Maß für das Schlagvolumen darstellt. Ein wesentlicher Fortschritt ist hier durch das Verfahren von KNIPPING erzielt worden, das sich auf die Messung des O_2-Verbrauchs, der in direkter Beziehung zum Minutenvolumen steht, gründet.

Verlangsamung des Pulses (Bradykardie) ohne pathologische Bedeutung finden wir nach sportlichem Training oder beim Vagotoniker. Pathologische Vagusreizung bei Hirndruck, bei Drüsenschwellungen am Hals oder Eiweißmangel (Hunger) führt meist zu einem besonders starken Absinken der Pulszahlen. Von Giftwirkungen ist insbesondere die Wirkung der Digitalis und der Gallensäuren bei Ikterus als verlangsamend zu nennen. Manche Infektionskrankheiten (Typhus, Grippe) weisen eine relative Bradykardie auf, die mit der Höhe der Temperatur nicht in Einklang steht. Die Formen von Bradykardie, die auf einer Störung der Herztätigung selbst beruhen, können ebenfalls erst im speziellen Teil Erwähnung finden, sofern sie nicht ins Gebiet der Elektrokardiographie gehören (Reizleitungs- und Reizbildungsstörungen).

2. Der normale Puls weist einen regelmäßigen **Rhythmus** auf, d. h. die Abstände zwischen zwei Erhebungen sind praktisch konstant. Arrhythmien des Pulses haben ihre Ursache in den verschiedensten Formen der unregelmäßigen Herztätigkeit, die nur durch eine elektrokardiographische Aufnahme genauer analysiert und ihrer Bedeutung nach ge wertet werden können. Diesbezüglich muß auf die Lehrbücher der *Elektrokardiographie* verwiesen werden. Nur bei einigen Rhythmusstörungen läßt sich durch die Palpation des Pulses eine mehr oder weniger sichere Diagnose stellen. Hier ist zuerst die *respiratorische Arrhythmie* zu nennen, die in einer Beschleunigung des Pulses bei tiefer Einatmung und in einer Verlangsamung desselben bei Ausatmung besteht. Sie wird durch eine reflektorische Veränderung des Vagustonus infolge der mit der Atmung schwankenden Vorhoffüllung bedingt. Geringe Grade der respiratorischen Arrhythmie sind ohne jede Bedeutung, stärkere lassen an eine Labilität des vegetativen Nervensystems denken. Auch die rasche Form der *absoluten Arrhythmie*, des Delirium cordis, ist am Puls meist deutlich an der völligen Regellosigkeit in der Aufeinanderfolge der einzelnen Schläge erkennbar. Häufig ist dabei – wie schon erwähnt – die Herzfrequenz höher, als die des Pulses (Pulsdefizit). Auch *Extrasystolen*, die in einer vorzeitigen Herzkontraktion mit nachfolgender kompensatorischer Pause bestehen, lassen sich – sofern sie vereinzelt auftreten – beim Pulsfühlen diagnostizieren, da zwischendurch doch der ursprüngliche regelmäßige Rhythmus erhalten bleibt.

Tritt nach jedem Normalschlag eine Extrasystole auf, so spricht man von *Bigeminie.* Ob den Extrasystolen eine pathologische Bedeutung zukommt, kann meist nur nach dem Ekg beurteilt werden. Dieses entscheidet auch, wenn bei sehr zahlreichen Extrasystolen eine Abgrenzung gegenüber der Arrhythmia absoluta klinisch nicht mehr möglich ist.

3. Die **Spannung** des Pulses ist in der Hauptsache bedingt durch den Druck, der im Arterienrohr herrscht. Wir schätzen diese Spannung durch das Resistenzgefühl, das beim Druck des palpierenden Fingers gegen die auf einer unnachgiebigen Unterlage (Radius) verlaufende Arterie bemerkbar wird. Auf eine Entspannung der Sehnen am Handgelenk ist bei dieser Prüfung besonders zu achten. Häufig wird empfohlen, die Arterie mit dem Zeigefinger zu komprimieren, bis der danebenliegende Mittelfinger das Verschwinden des Pulses fühlt. Da es sehr schwierig ist, mit dem einen Finger stark zu drücken und gleichzeitig mit dem anderen zart zu palpieren und außerdem auch die Beschaffenheit der Gefäßwand eine große Rolle spielt gibt die Palpation nur bei großen Druckunterschieden (Drahtpuls) auffällige Befunde. Es ist deshalb unbedingt notwendig, die Blutdruckwerte durch Messung genauer zu ermitteln.

4. Die **Größe** des Pulses ist durch den Unterschied zwischen systolischem Druckmaximum und diastolischem Druckminimum (Abb. 27, 28) gegeben. Sie kann auch als die Amplitude des Pulses bezeichnet werden und ist ebenso wie die Spannung genauer durch die Blutdruckmessung zu bestimmen. Wie sich aus den oben dargestellten kreislaufmechanischen Gesichtspunkten ergibt, und wie man leicht aus Abb. 27 b ablesen kann, ist die Amplitude vom *Schlagvolumen*, von der *Gefäßelastizität* und vom *peripheren Widerstand* abhängig. Wird das Schlagvolumen vergrößert, so wird die Amplitude – ceteris paribus – durch Erhöhung des systolischen Maximums ebenfalls vergrößert. Sinkt die Elastizität des Windkessels, d. h. wird das Aortenrohr nachgiebiger[1]), so kann mehr Blut gespeichert werden und der Druck sinkt während der Diastole langsamer, so daß der diastolische Minimaldruck höher bleibt und dementsprechend die Amplitude geringer wird. Sinkt der periphere Gefäßwiderstand, so entleert sich der Speicher in der Diastole rascher, der diastolische Druck sinkt tiefer bis zum Eintreten der neuen Systole und die Amplitude wird größer. Ein gewisser Einfluß kommt dabei auch der Pulsfrequenz zu, da bei hoher Frequenz der diastolische Druck nicht so weit abfallen kann, als bei langsamer Frequenz. Doch ist dieser Einfluß nicht so erheblich. Die Erhöhung des Schlagvolumens und die Herabsetzung des peripheren Widerstands (Eröffnung zahlreicher Kapillaren) bei Muskelarbeit oder bei Erschlaffung der Gefäßmuskulatur im Fieber verursachen demnach einen *großen Puls*. Ebenso resultiert bei der Aortenklappeninsuffizienz durch zentralen „Kurzschluß" (rasche Entleerung des Speichers durch Zurückströmen des Blutes ins Herz) ein Pulsus magnus bzw. altus. An-

[1]) Die Arterienwand wird nachgiebiger durch *Kontraktion* des Muskularis, härter dagegen bei deren Erschlaffen, da Muskelgewebe dehnbarer ist als das unnachgiebige sog. elastische Gewebe.

dererseits bedingt eine Verringerung des Schlagvolumens beim Kollaps, bei Mitral- und Aortenklappenstenose oder eine Erhöhung des peripheren Widerstands bei gewissen Nierenerkrankungen, bei Bleivergiftung, Mxyödem usw. einen *kleinen Puls*. Unregelmäßige Herztätigkeit hat infolge des wechselnden Füllungszustands des Herzens eine Verschiedenheit der Schlagvolumina zur Folge, die sich durch wechselnde Amplitude des Pulses = *Pulsus inaequalis* bemerkbar macht. Folgt im regelmäßigem Wechsel einem größeren Puls ein kleinerer, so spricht man von *Pulsus*

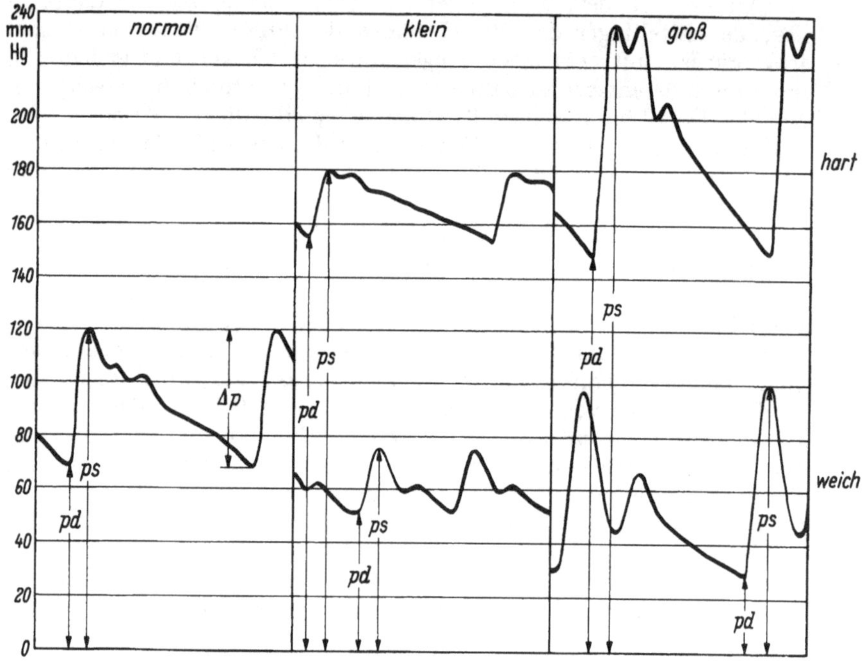

Abb. 28. Die „Qualitäten" des Pulses
ps = systolischer Blutdruck, *pd* = diastolischer Blutdruck, Δp = *ps* − *pd* = Blutdruckamplitude = Pulsgröße

alternans, wird die Amplitude bei der *Einatmung* deutlich kleiner, von *Pulsus paradoxus*. Der letztere ist meist durch Herzbeutelverwachsung bedingt (s. diese), kann aber auch infolge besonderer anatomischer Verhältnisse (Druck des Clavicula) beim Gesunden vorkommen.

5. Der **Druckablauf** des Pulses ist vor allem daran zu fühlen, wie der palpierende Finger von der Pulswelle gehoben wird. Geschieht die Hebung abnorm rasch und ist von einem schnellen Sinken gefolgt, so bezeichnen wir den Puls als *Pulsus celer* (schnellender Puls). Im umge-

kehrten Fall eines trägen Druckanstiegs und langsamen Abfalls handelt es sich um einen *Pulsus tardus* (zögernder Puls). Praktisch ist im ersten Fall auch stets die Amplitude vergrößert, so daß ein Pulsus celer et altus vorliegt, während im zweiten Fall eine gleichzeitige Verkleinerung der Amplitude eintritt, so daß ein Pulsus tardus et parvus resultiert. Den schnellenden Puls finden wir besonders bei der Aortenklappeninsuffizienz, manchmal auch im Fieber, den trägen, zögernden Puls bei der Aortenklappenstenose (Abb. 29).

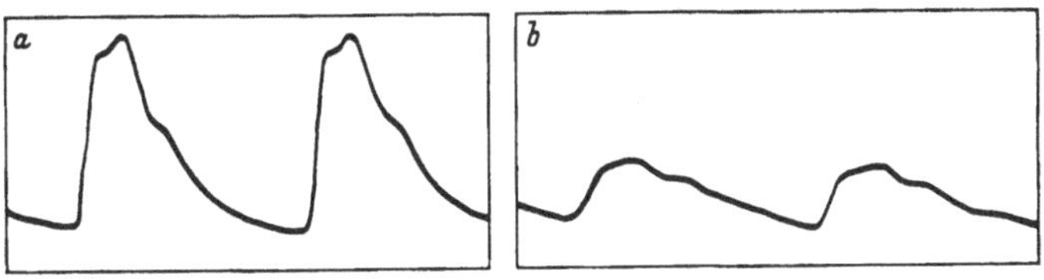

Abb. 29. a) Pulsus celer et altus, b) Pulsus tardus et parvus

Unter besonderen Bedingungen (körperliche Arbeit, Fieber, Dampfbad, Einatmung von Amylnitrit) fühlen wir häufig eine deutliche Doppelgipfligkeit des Pulses. Dieses Phänomen wird als *Dikrotie* bezeichnet. Abb. 30 b gibt ein Beispiel eines derartigen dikroten Pulses, aus dem man ersieht, daß die Doppelgipfligkeit durch Verschwinden des Zwischenschlages (Abb. 23/30 a, 4) und Erhöhung des ersten Nebenschlags (Abb. 30 a, 6) gegenüber dem normalen Radialispuls zustande kommt. Wie genauere Untersuchungen (O. FRANK, K. WEZLER und K. GREVEN) gezeigt haben, handelt es sich um ein Resonanzphänomen: Am normalen Radialispuls ist der Zwischenschlag (Abb. 30 a, 4) zusammen mit dem Gipfel (2), Ausdruck einer freien Schwingung, die am Ende der Systole durch die sich auch in die Peripherie fortpflanzende Drucksenkung (Incisur am zentralen Puls) unterbrochen wird (Abb. 23) und erst in der Diastole wieder auflebt (Abb. 23/30 a, 6). Wird nun die Systolendauer verkürzt (z. B. bei Tachykardie), so erfolgt der Abbruch schon früher (bei 3, untere gestrichelte Linie), und es entstehen 2 Gipfel (2 und 6). Ebenso wirkt eine Verlängerung der Eigenschwingungsdauer des Brachialis-Radialisrohrs (z. B. durch Abnahme der Elastizität infolge Kontraktion der Wandmuskulatur), weil in diesem Fall die freie Schwingung mehr Zeit braucht und der Abbruch ebenfalls schon am absteigenden Teil der Kurve einsetzt (Abb. 30 a, obere gestrichelte Kurve). In den meisten Fällen, in denen wir eine ausgeprägte Dikrotie feststellen, wirken beide Faktoren — Verkürzung der Systolendauer und Herabsetzung der Schwingungsdauer des peripheren Systems — in gleicher Richtung zusammen. Eine größere diagnostische Bedeutung kommt dem dikroten Puls *nicht* zu.

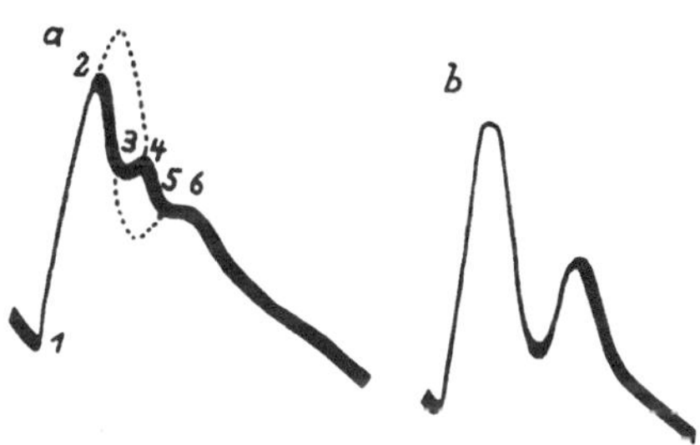

Abb. 30. a) Normaler Radialispuls, b) dikroter Radialispuls

2. Blutdruckmessung

Während wir durch die Palpation des Pulses vor allem über Frequenz, Rhythmus und Druck*ablauf* Aufschluß bekommen, ermöglicht die Blutdruckmessung eine zahlenmäßige Festlegung der im Arteriensystem vorhandenen Druckwerte. Nach den Erörterungen über die Kreislaufmechanik ist es wohl ohne weiteres verständlich, daß wir zwischen einem systolischen, maximalen (p_s) und diastolischen, minimalen (p_d) Blutdruck unterscheiden müssen und die Differenz beider Werte (p_s—p_d), die der Pulsgröße entspricht, als Blutdruckamplitude (Δ_p), zu bezeichnen haben. Die Betrachtung der Abbildungen 27 und 28 wird die Bedeutung dieser Größen weiter veranschaulichen.

Man geht bei der **Blutdruckmessung** so vor, daß man eine 12 cm breite, aufblasbare Manschette um den Oberarm legt und in dieser durch ein Gebläse den Druck solange erhöht, bis der Puls an der Radialis verschwindet, oder – wenn kräftiger aufgeblasen wurde – beim Absinken des Druckes, das durch ein Schraubventil reguliert werden kann, eben wieder auftritt (Riva-Rocci). Den Druck lesen wir dabei an einem einfachen Quecksilbermanometer oder an einem Metallmanometer, das mit der Manschette verbunden ist, in mm Hg ab. Diese **palpatorische Messung** liefert uns nur den *systolischen* Druck, der für sich allein für die Kreislaufdiagnostik völlig ungenügend ist. Wir verwenden sie deshalb nur noch für eine erste Orientierung und bedienen uns bei der Untersuchung fast ausschließlich der **auskultatorischen Methode**, die von Korotkow angegeben wurde. Zu diesem Zweck blasen wir die Armmanschette etwas über den maximalen Blutdruckwert auf und setzen das Stethoskop (für diesen Zweck sind Schlauchstethoskope am besten geeignet) peripher von der Manschette auf die A. cubitalis auf. Nach geringem Öffnen der Regulierschraube sinkt der Druck langsam und wir hören in *dem* Augenblick, wo die erste Pulswelle die Brachialis wieder passieren kann – also Manschettendruck und systolischer Druck gleich sind – einen klopfenden „Ton", der nun bei weiterer Drucksenkung synchron mit dem Puls anhält, da jede neue Welle das komprimierte Arterienstück öffnet und dadurch die Gefäßwände in Schwingungen versetzt. Ist der Manschettendruck dem *diastolischen* Druck gleich geworden, so wird der Ton plötzlich leiser oder verschwindet ganz, da die Pulswelle jetzt ungehindert passieren kann. Wie Kontrolluntersuchungen (O. Frank, K. Wezler) gezeigt haben, sind die auf diese Weise erhaltenen Blutdruckwerte ziemlich zuverlässig. Der diastolische Blutdruck wird auf wenige Millimeter genau gemessen. Der systolische Wert ist allerdings infolge des zur Messung nötigen Gefäßverschlusses überhöht (G. Landes, E. Wetterer), da bei völligem Verschluß eines Blutgefäßes der Druck am Ende infolge der Reflexion um das *doppelte* der einfallenden *Welle* steigt.

Außer den eben genannten *auskultatorischen Kriterien* für den systolischen und diastolischen Druck hat man auch die Pulsschwankungen der komprimierten Arterie, die sich auf die Manschette übertragen oder peripher davon an der A. cubitalis registriert werden können, für die Blutdruckmessung herangezogen (*Oszillometrie*). Man kann diese Oszillationen an der trägen Quecksilbersäule beobachten und mit empfindlicheren Manometern oder bei Registrierung feststellen, daß die Ausschläge etwa beim systolischen Druck beginnen, dann an Intensität zunehmen und ungefähr bei Erreichung des Minimums sich rasch verkleinern. Die erhaltenen Resultate sind aber wesentlich ungenauer als die der auskultatorischen Methode. Es wurde deshalb versucht, aus der *Form* des Manschettenpulses die Erreichung des Maximums oder Minimums zu erschließen. Hier hat sich in der initialen negativen Zacke ein genaues Kriterium für den diastolischen Druck finden lassen, während die Zeichen für den systolischen Druck unsicher sind. Auch für den klinischen Gebrauch sind derartige Registrierapparate zur Blutdruckmessung (Grypotonograph nach v. Recklinghausen usw.) konstruiert worden, ohne allerdings größere Anwendung zu finden.

Bei der **Messung des Blutdrucks** ist darauf zu achten, daß die Manschette dem Arm gleichmäßig und nicht zu lose anliegt, aber auch nicht bereits vor dem Aufblasen eine Behinderung der Zirkulation stattfindet. Die Armmuskulatur des Untersuchten muß *entspannt* sein, da sonst zu hohe Werte erhalten werden. Am besten nimmt man die Messung im Liegen, nach einigen Minuten völliger körperlicher Ruhe vor, da sich bei und nach Muskelarbeit der Blutdruck ändert. Der starke Einfluß *psychischer Erregung*, die bei labilen Personen schon durch die Untersuchung allein ausgelöst werden kann, läßt sich durch mehrmalige Messung, am besten an verschiedenen Tagen, meist hinreichend ausschalten. Der Verdacht auf eine Gefäßerkrankung erfordert die *vergleichende Blutdruckmessung* an beiden Armen. Wenn irgend möglich sollte diese gleichzeitig von zwei Untersuchern mit zwei Apparaten durchgeführt werden, da sonst nur ganz grobe Unterschiede diagnostisch verwertet werden können. Die *Blutdruckmessung am Oberschenkel* dient vor allem zur Diagnose der Aortenisthmusstenose und zur Erkennung peripherer Durchblutungsstörungen. Sie wird in Bauchlage durchgeführt, da man an der A. poplitea auskultieren muß. Zur notwendigen Umschließung des ganzen Oberschenkels ist eine größere Manschette (80 cm × 18 cm) erforderlich. Wegen des dickeren Weichteilmantels liegen die gemessenen Werte um 10—30 mm Hg höher als an der A. brachialis. Sind die Werte gleich hoch, so ist dies bereits pathologisch.

Die **Blutdruckwerte** des *Gesunden* liegen im Alter von 20 Jahren durchschnittlich bei etwa 120/75 und steigen bis zum Alter von 70 Jahren auf etwa 170/90 an. Man soll sich an diese Zahlen, die — wie gesagt — Durchschnittswerte darstellen, nicht allzusehr klammern und bei der Feststellung von Abweichungen stets mehrmals und zu verschiedenen Zeiten messen. Insbesondere wird man bei der Bewertung systolischer

Drucksteigerungen vorsichtig sein und auch beim diastolischen Druck erst konstanten Erhöhungen über 90 mm eine ernstere Bedeutung beimessen. Es ist hier nicht der Ort, auf die Ursachen von Blutdrucksteigerungen (Hypertension) oder zu niedrigen Blutdruck (Hypotension) im *klinischen* Sinn einzugehen.

Die **mechanischen Faktoren**, die für die Höhe des Blutdrucks maßgebend sind, sollen jedoch kurz besprochen werden. Aus früheren Überlegungen (S. 59) ist bereits klar geworden, daß bei einem absolut *starren Gefäßsystem* der diastolische Blutdruck gleich Null wäre, da die Flüssigkeit inkompressibel ist und eine andere Kraft zur Aufrechterhaltung eines Druckes nach Beendigung der systolischen Herzkontraktion nicht einwirkt. Die Höhe des systolischen Blutdrucks würde in diesem Fall (starres System) offenbar nur von der Größe des Schlagvolumens und der Größe des peripheren Widerstandes (Arteriolen, Kapillaren) abhängen. Eine Erhöhung dieser beiden Faktoren – zusammen oder für sich allein – würde zu einer (systolischen) Blutdrucksteigerung, eine Erniedrigung zum Sinken des Blutdrucks führen. Die tatsächlich vorhandene *Elastizität des Gefäßsystems*, insbesondere des „Windkessels" der Aorta, bringt es nun mit sich, daß auch ein diastolischer Blutdruck entsteht, der von der elastischen Kraft der systolisch gedehnten Arterienwand aufrechterhalten wird. Der Druck verteilt sich also beim elastischen System über Systole und Diastole. Wird die Elastizität größer, die Gefäßwand also unnachgiebiger, so tritt eine Annäherung an das starre System ein, der systolische Blutdruck steigt, der diastolische fällt, die Blutdruckamplitude wird vergrößert. Umgekehrt ist es beim Nachlassen der Elastizität, also beim Dehnbarerwerden der Aorta. Die Höhe des diastolischen Blutdrucks ist aber nicht allein von der Elastizität abhängig, sondern wird auch – wie bereits auseinandergesetzt wurde (S. 60/64) – von der Größe des peripheren Widerstands und der Pulsfrequenz – sofern diese in größerem Bereich variiert wird – maßgebend beeinflußt. Demnach kann man sagen, daß der Blutdruck vom Schlagvolumen, von der Gefäßelastizität, vom peripheren Widerstand und in gewissen Grenzen von der Herzfrequenz in seiner Höhe bestimmt wird. Rein mechanisch kann also eine Hypertension durch eine Veränderung folgender Kreislaufgrößen zustande kommen:

1. Durch Erhöhung der Elastizität des arteriellen Systems (**Elastizitätshochdruck**). Dabei ist – wie bereits erwähnt – der systolische Druck hoch und der diastolische Druck relativ niedrig, die Blutdruckamplitude also groß.

2. Durch Erhöhung des peripheren Gefäßwiderstandes (**Widerstandshochdruck**). Dabei ist der systolische und insbesondere der diastolische Druck erhöht, die Blutdruckamplitude kann, je nach dem Überwiegen des einen oder des anderen, normal, abnorm hoch oder auch abnorm klein sein.

3. Durch Erhöhung des Schlagvolumens bzw. Minutenvolumens (**Minutenvolumenhochdruck**). Dabei ist insbesondere der systolische, aber auch der diastolische Druck erhöht und die Blutdruckamplitude meist vergrößert. Diese reinen Formen sind klinisch relativ selten zu beobachten. Häufig finden sich *Kombinationsformen,* insbesondere der Widerstands-Elastizitäts-Hochdruck.

Aus dieser knappen Zusammenstellung ist bereits ersichtlich, daß der Blutdruck eine sehr komplexe Größe darstellt und seine systolische und diastolische Höhe *allein* uns noch keine genügende Einsicht bei gestörten Druckverhältnissen verschafft. Es ist deshalb eine

3. Bestimmung der Einzelfaktoren des Blutdrucks

anzustreben, die durch gleichzeitige Registrierung des zentralen Pulses (Subclavia, Carotis) und des Femoralispulses am Leistenband zusammen mit der Blutdruckmessung klinisch nicht allzu schwer durchzuführen ist.

Zu einer **Bestimmung der Elastizität** des arteriellen Systems gelangt man durch die Überlegung, daß das Aorta-Iliacarohr als fester Stab aufgefaßt werden kann, dessen Elastizität gleich der Elastizität der Gefäßwand und dessen spezifisches Gewicht gleich dem spezifischen Gewicht des Blutes ($\varrho = 1{,}06$) ist. Laufen in einem derartigen Stab elastische Längswellen (Pulswellen), so ist deren Geschwindigkeit gegeben durch:

$$a = \sqrt{\frac{\varkappa}{\varrho}}$$

(a = Pulswellengeschwindigkeit, ϱ = spez. Gewicht des Blutes, $\varkappa$ = Elastizitätsmodul).

Daraus errechnet sich der Elastizitätsmodul:

$$\varkappa = \varrho \cdot a^2.$$

Wir brauchen also zu seiner Bestimmung nur die *Pulswellengeschwindigkeit* messen, dic sich einfach durch Division der mit dem Maßband bestimmbaren Länge (l) Aorta-Iliaca durch die Verspätung (Δt) des Femoralispulsus gegenüber dem zentralen Puls ergibt (Abb. 31):

$$a = \frac{l}{\Delta t}.$$

Der *Elastizitätsmodul* steigt beim Gesunden – entsprechend dem im Laufe des Lebens fortschreitenden Alterungsprozeß der Gefäßwand – von der Kindheit bis zum Alter an. Richtiger noch als durch diesen Modul wird die Elastizität durch den Elastizitäts*koeffizienten E* charakterisiert, den man aus der Division des Moduls $\varkappa$ durch das Volumen V des Aorta-Iliacarohrs (Windkessel) erhält:

$$E = \frac{\varkappa}{V}.$$

Das *Volumen* bestimmt sich aus Querschnitt und Länge. Der Querschnitt Q der Aorta nimmt mit steigendem Alter zu (1,4 cm² — 5,5 cm²) und kann aus anatomischen Tabellen entnommen werden. Die Länge L des Windkessels wird so bestimmt, wie man bei einer geschlossenen Pfeife aus der Wellenlänge (λ) des erzeugten Tons (Eigenschwingung) auf deren Länge

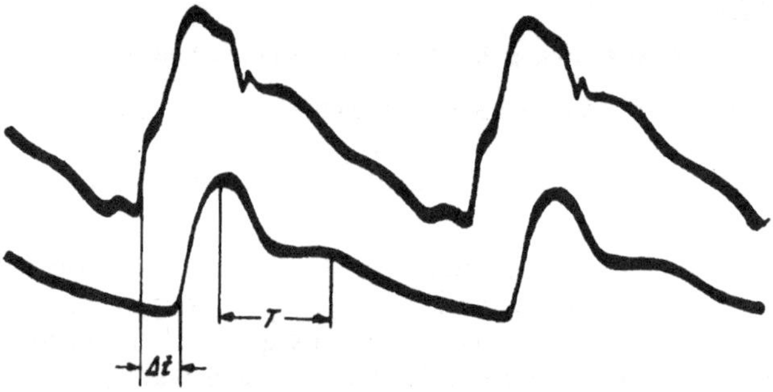

Abb. 31. Gleichzeitige Aufnahme des Subklaviapulses (oben) und des Femoralispulses (unten)

schließt ($L = \lambda/2$). Wie bei Besprechung des peripheren Pulses bereits erwähnt wurde, sind an der Pulsform die Eigenschwingungen des Gefäßes beteiligt und wir sehen an der Femoralispulskurve (Abb. 31) die Eigenschwingungen des Windkessels meist deutlich ausgeprägt und können ihre Schwingungsdauer T messen. Zwischen Schwingungsdauer und Wellenlänge besteht die einfache Beziehung:

$$\lambda = a \cdot T$$

(a = Pulswellengeschwindigkeit, λ = Wellenlänge, T = Schwingungsdauer). Demnach ergibt sich für das *Volumen*:

$$V = Q \cdot L = Q \cdot \frac{\lambda}{2} = \frac{Q \cdot a \cdot T}{2}.$$

Die absoluten Werte des Windkesselvolumens sind ebenfalls altersabhängig. Dies stellt einen Kompensationsvorgang zur Ausgleichung der mit dem Alter zunehmenden Starrheit des Gefäßsystems (Zunahme von $\varkappa$) dar, die durch die Zunahme des Volumens so ausgeglichen wird, daß der wirksame Koeffizient E während der Hauptzeit des Lebens ziemlich konstant bleibt.

Für die Ermittlung von E gilt also zusammenfassend folgende Beziehung:

$$E = \frac{\varkappa}{V} = \frac{\varrho \cdot a^2}{Q \cdot a \cdot T/_2} = \frac{2\varrho \cdot a}{Q\,T}.$$

Diese wichtige Größe kann also durch Aufzeichnung der beiden Pulskurven (Abb. 31) berechnet werden. Innerhalb der Altersstufe von 20 bis 50 Jahren ist eine Schwankungsbreite von 1000 bis 2000 absol. Einheiten als normal zu betrachten.

Auf einem ähnlichen Weg, wie er eben zur Veranschaulichung des Prinzips für die Ermittlung des Elastizitätskoeffizienten etwas ausführlicher dargestellt wurde, gelangt man auch zur Berechnung des **Schlagvolumens.** Nach der Ableitung von WEZLER und BÖGER ergibt sich folgende einfache Formel:

$$V_s = \frac{\Delta p'}{E}$$

(V_s = Schlagvolumen, Δ_p = Blutdruckamplitude, E = Elastizitätskoeffizient). E ist – wie vorstehend angegeben – aus den Pulskurven zu berechnen, Δ_p findet man durch die übliche Blutdruckmessung nach KOROTKOW[1]). Durchschnittlich beträgt das Schlagvolumen in Ruhe etwa 70 cm^3 und das Minutenvolumen (= Schlagvolumen · Frequenz) etwa 4,5 l pro Min.

Ist das Schlagvolumen bekannt, so läßt sich auch leicht der gesamte periphere **Strömungswiderstand** im Kreislaufsystem feststellen. Man erhält ihn – entsprechend dem Ohmschen Gesetz der Elektrizitätslehre – aus der Division des mittleren Blutdrucks durch die Stromstärke, d. h. durch die Anzahl cm^3 Blut, die pro Sek. das Gefäßsystem passieren:

$$W = \frac{Pm}{i} = \frac{Pm \cdot \tau}{V_s}$$

(W = Widerstand, Pm = mittlerer Blutdruck, i = Stromstärke, V_s = Schlagvolumen, τ = Dauer einer Pulsperiode). Für den Gesunden können als normale Schwankungsbreite 1000 bis 3000 absol. Einheiten angegeben werden.

Es ist wohl ohne weiteres einzusehen, daß wir durch die zahlenmäßige Erfassung dieser Größen (Gefäßelastizität, Schlagvolumen, peripherer Widerstand), die durch eine genauere Analyse des Pulses ermöglicht wird, nicht allein einen tieferen Einblick in die mechanischen Grundlagen des Blutdrucks gewinnen, sondern ganz allgemein eine wichtige Handhabe für die Beurteilung des Kreislaufzustandes erhalten und damit den eigentlichen Zweck des „Pulsfühlens" erreichen.

---

[1]) Die mm Hg müssen in absolute Einheiten umgerechnet, also mit 1330 multipliziert werden.

Zweiter Teil

Spezielle Perkussion und Auskultation

(Physikalisch-diagnostische Symptomengruppen)

Wie fast jede Untersuchungsmethode in der Medizin, ergibt die Anwendung der Perkussion und Auskultation – die physikalische Untersuchung im engeren Sinn – in der Regel keine fertige Diagnose. Ebensowenig wie man mit dem Röntgenverfahren, z. B. auf der Lunge eine Pneumonie, eine Tuberkulose usw. feststellen kann, sondern nur durch physikalische Dichteänderungen bedingte Verschattungen bestimmter Form findet, kann man mit Hilfe der Perkussion und Auskultation diese Erkrankungen als solche erkennen. Vielmehr werden wir mit diesen, auf der Schwingungsfähigkeit der Gewebe basierenden Methoden, vor allem örtlich begrenzte Veränderungen der Elastizität feststellen, die infolge der prinzipiell gleichen Grundlage beider Verfahren zu gesetzmäßig miteinander verbundenen Ergebnissen führt. Die Zuordnung dieser physikalischen Symptomenkomplexe zu bestimmten Erkrankungen kann also im folgenden nur an Hand der wichtigsten Beispiele dargestellt werden und keineswegs erschöpfend sein. Dies wird auch ohne immer erneuten Hinweis die Grenzen des Verfahrens deutlich machen und unterstreichen, daß es nur ein Baustein ist, der erst zusammen mit vielen anderen, die für sich allein auch nicht mehr bedeuten, zur Diagnose zusammengefügt werden muß. In diesem Sinn sei auch vorangestellt, daß insbesondere ein negativer Perkussions- und Auskultationsbefund der Lunge *stets* durch Röntgenaufnahme und -durchleuchtung, Sputumuntersuchung, Blutuntersuchung, Temperaturmessung, Gewichtskontrolle usw. vervollständigt werden muß und bei der Beurteilung des Herzens Elektrokardiogramm, Röntgendurchleuchtung, Funktionsprüfung usw. *regelmäßig* heranzuziehen sind.

I. Erkrankungen der Atmungsorgane

1. Bronchialerkrankungen

Bei der Mehrzahl der Bronchialerkrankungen handelt es sich um entzündliche Vorgänge akuter oder chronisch-rezidivierender Natur, die sich pathologisch-anatomisch durch eine Schleimhautschwellung und ein mehr oder weniger flüssiges Sekret kundgeben. Neben den exogenen und infektiösen Schädlichkeiten, die häufig auf der Basis einer bestimmten

Konstitution als Ursache in Frage kommen, ist insbesondere auch an das Erlahmen des linken Herzens, die kardiale Stauung (*Stauungsbronchitis*) zu denken. Je nach dem Sitz der Erkrankung haben wir zwischen der Tracheitis, Bronchitis und Bronchiolitis zu unterscheiden, während wir beim Übergreifen auf das Alveolengewebe der Lunge von einer Bronchopneumonie (s. dort) sprechen.

Perkutorisch finden wir im akuten Stadium gewöhnlich keinerlei abweichenden Befund über die Lunge. Die Grenzen stehen an normaler Stelle und sind respiratorisch gut verschieblich. Bei vergleichender Perkussion ist der Klopfschall unverändert und nirgends eine Differenz zwischen links und rechts an symmetrischen Partien feststellbar. Allerdings entsteht bei der akuten Bronchitis infolge starken Hustens manchmal, bei der Bronchiolitis (Kapillärbronchitis) fast regelmäßig eine akute Lungenblähung, die bei der chronischen Bronchitis zu einer dauernden wird. Dann sind auch perkutorisch Abweichungen von der Norm festzustellen, die jedoch erst im nächsten Abschnitt behandelt werden sollen.

Auskultatorisch ist in der Regel das *Atemgeräusch* vesikulär. Durch die meist beschleunigte Atmung kann der Charakter des Geräusches auch leicht etwas höher, nach der Richtung des verschärften Vesikuläratmens hin verschoben sein. Oft ist infolge sehr reichlicher Nebengeräusche das Atemgeräusch überhaupt nicht zu differenzieren und muß dann als unbestimmt bezeichnet werden. Dies trifft besonders auch dann zu, wenn sich eine Lungenblähung entwickelt hat und das Atemgeräusch dadurch sehr leise geworden ist. Manchmal ist das Atemgeräusch nur in ruckweisen Absätzen (sakkadiertes Atmen) zu hören, weil einige Abschnitte der Lunge infolge Verschwellung der zuführenden Bronchien verspätet Luft erhalten.

Art und Charakter der *Nebengeräusche* ist einerseits durch die Beschaffenheit des Sekrets, andererseits durch die Lokalisation des entzündlichen Prozesses bedingt. Die Schwellung der Luftröhrenschleimhaut und evtl. zähe Auflagerungen bei der *Tracheitis* geben kaum je zu Schallerscheinungen Anlaß, da die Strömungsgeschwindigkeit in dem weiten Rohr nicht sehr groß ist und es außerdem von den meisten Auskultationsstellen durch dicke Lungenschichten getrennt wird. Solange bei der *akuten Bronchitis* das Sekret noch zäh ist oder wie bei manchen chronischen Formen so bleibt (catarrhe sec Laënnecs), hören wir alle möglichen hohen und tiefen, *giemenden und brummenden* Nebengeräusche, die meist als Stenosengeräusche aufzufassen sind, da sowohl das Sekret als auch die Schleimhautschwellung zu Verengerungen und Verlegungen kleinerer Bronchien führen. Die Vorstufe brummender Geräusche ist oft schwer vom Atemgeräusch abzutrennen, sondern verleiht diesem einen rauhen Charakter, so daß man in solchen Fällen von „rauhem Atmen" spricht. Ist das Sekret flüssig, so entstehen die im allgemeinen Teil besprochenen *feuchten Rasselgeräusche*, die stets – solange es sich um eine reine Bronchitis bzw. Bronchiolitis handelt – *nicht* klingend sind, also entfernt klingen und keine höheren Obertöne aufweisen. Je nachdem, ob es sich um grob-, mittel- oder feinblasige Rasselgeräusche handelt, werden wir auf das Kaliber der erkrankten Bronchien schließen können. So hören wir bei der *Bronchiolitis* überall meist inspiratorisch, weniger exspiratorisch feinblasige, nicht klingende (feuchte) Rasselgeräusche. Ebenso denken wir an *Bronchiektasen,* wenn in den unteren Lungenpartien, in denen die Bronchien bereits zu kleineren Ästen aufgeteilt sind, großblasige Rasselgeräusche auftreten. Neben dem häufig charakteristischen Sputum („maulvolle" Expektoration evtl. bei Lagewechsel, Schichtung) lassen sich die Bronchiektasen durch diese groben Geräusche oft besser nachweisen als durch das Röntgenbild. Etwas vereinfachend läßt sich sagen, daß man Bronchiektasen besser hört, Kavernen dagegen besser (röntgenologisch) sieht. Allerdings gehen Bronchiektasen auch häufig mit normalem physikalischen Befund einher oder machen die später zu bezeichnenden Höhlensymptome, wenn sie größere Ausdehnung besitzen und nahe der Oberfläche gelegen sind. In den ganz weiten Bronchien (Trachea, beide Hauptbronchien) entstehen bei einfachen Katarrhen keine feuchten Rasselgeräusche, weil es durch ständiges Abhusten zu keiner Ausfüllung des Lumens kommen kann. Nur bei Schwerkranken, denen die Kraft zum Husten fehlt, vor allem bei Sterbenden oder bei erheblichen Blutungen in die Luftwege können auch diese großen Röhren mit Flüssigkeit erfüllt bleiben. Man hört dann schon in weiter Entfernung ein grobblasiges Röcheln, das als „*Trachealrasseln*" bezeichnet wird. Die Anzahl (reichlich – spärlich) der feuchten Rasselgeräusche ist naturgemäß von der Menge des Sekrets abhängig, die ihrerseits wieder in bestimmtem Verhältnis zur Art und Ausdehnung des Entzündungsprozesses steht. Ist nur spärliches Sekret vorhanden, so muß dieses – wie schon erwähnt – durch *Hustenlassen* aufgelockert werden, um zu akustischen Erscheinungen Anlaß geben zu können. Dabei verschwinden auch Entfaltungsgeräusche, die ohne wesentliche pathologische Bedeutung sind. Stärkeres oder länger fortgesetztes Husten ist allerdings zu vermeiden, weil dadurch das Sekret abgehustet wird und die Nebengeräusche für längere Zeit verschwinden. Zu erwähnen ist noch, daß die *Bronchitis* in der Hauptsache *akustische* und nur spärliche *röntgenologische* Zeichen macht.

Außer den eben besprochenen entzündlichen Erkrankungen der Bronchien ist praktisch besonders der *Verschluß* oder die *Verengerung* ihres Lumens von großer Bedeutung. Die Erscheinungen beim **Verschluß der Luftröhre,** z. B. durch diphtherische Membranen, oder durch Kropf wurden schon genannt und auf den lauten Stridor, die anfänglich verlangsamte Atmung und die inspiratorische Einziehung der Brustwand an den Zwischenrippenräumen und der Bauchwand hingewiesen. Eine **Bronchusstenose,** die am häufigsten durch ein Bronchialkarzinom, ferner durch Kompression von Aneurysmen oder Mediastinaltumoren hervorgerufen wird, macht weder Stridor noch Einziehungen der Zwischenrippenräume, da auch beim Verschluß eines Hauptbronchus die einströmende Luft frei durch den Bronchus der anderen Seite passieren kann. Dagegen kommt es in der Regel zu einer Verminderung des Luftgehalts der peripher von der Stenose gelegenen Lungenabschnitte (*Okklusionsatelektase*), deren physikalische Symptome im übernächsten Abschnitt behandelt werden. In dieses Kapitel gehören auch die Erscheinungen der chronisch-pneumonischen Infiltration, die sich fast immer im Gefolge einer Bronchusstenose durch Karzinom entwickelt. In sehr seltenen Fällen wird die Stenose wohl bei der Einatmung, aber nicht mehr bei der Ausatmung überwunden, so daß eine u. U. hochgradige partielle Lungenblähung (s. dort) entsteht. Betrifft die Verengerung die Bronchien kleinen Kalibers, ein Zustand, der bei den meisten Fällen von *Asthma bronchiale* besteht und auf einen Krampf der Bronchialmuskulatur mit gleichzeitiger Absonderung eines zähen Schleimes zurückzuführen ist, so entstehen in beiden Atemphasen so laute giemende und pfeifende Nebengeräusche (Katzenmusik), daß eine Differenzierung des Atemgeräusches unmöglich ist. Perkuratorisch läßt sich dabei zunächst nur im Anfall, später auch außerhalb desselben – eine Lungenblähung nachweisen, deren Erscheinungen im folgenden beschrieben werden.

2. Vermehrter Luftgehalt der Lunge

Die vermehrte Luftfüllung der Lunge besteht zunächst in einer Aufblähung und Vergrößerung der Alveolen, die wieder rückbildungsfähig ist und solange es sich um diesen akuten Zustand handelt, als *volumen pulmonum auctum* bezeichnet wird. Bei längerer Dauer bilden sich Folgeerscheinungen im Sinne atrophischer Veränderungen aus. Die Alveolarsepten gehen zugrunde, die Alveolen verschmelzen zu strukturlosen Blasen von zum Teil erheblicher Größe und die Blutkapillaren des interstitiellen Gewebes veröden durch den Druck in erheblicher Anzahl. Dieser Dauerzustand, in dem die Lunge auch ihre Fähigkeit zu elastischer Retraktion verloren hat, nennen wir *Emphysem*[1]) und unterscheiden zwischen einem obstruktiven, restriktiven und vikariierenden Emphysem.

Das **inspiratorische Emphysem** (obstruktives Emphysem, z. B. bei Asthma, Bronchiolitis) wird damit erklärt, daß die bei der Einatmung in die Alveolen gesaugte Luft infolge der entzündlichen Schwellung oder eines Krampfes der Bronchien nicht wieder ausgeatmet werden kann, zumal wenn sich gleichzeitig oder allein (restriktives Emphysem, z. B. Altersemphysem oder Fibrose mit Verlust der Lungenelastizität) auch eine Schädigung der — vorwiegend elastischen — exspiratorischen Kräfte entwickelt hat. Das Charakteristische ist demnach eine immer mehr zunehmende *Verschiebung der Atemmechanik in die Inspirationsstellung*, die sich zunächst an den am meisten verschieblichen Lungenrändern geltend macht, in fortgeschrittenen Fällen aber auch größere Teile der

[1]) Von εμφυσᾶν aufblasen.

übrigen Lunge ergreift. Diese Veränderung ist bereits an der in Inspiration fixierten Stellung des *Brustkorbs* zu sehen, der mit der Zeit die Gestalt eines *Fasses* annimmt.

Perkutorisch finden wir also die *Lungengrenzen tiefstehend,* vorne in der Brustwarzenlinie in Höhe der 7. bis 8. Rippe, hinten in Höhe des 12. Brust- oder 1. Lendenwirbeldorns. Auch die Leberdämpfung wird nach unten verschoben. Die Verschieblichkeit des Zwerchfells ist erheblich vermindert oder ganz aufgehoben. Infolge der starken *Überlagerung des Herzens* durch die geblähte Lunge kann man den Spitzenstoß weder sehen noch fühlen und die Perkussion der relativen Herzdämpfung gelingt nur unsicher. Selbst wenn das Herz durch die Überlastung des kleinen Kreislaufs vergrößert ist, stellt man meist nur eine kleine Dämpfungsfigur fest. Insbesondere ist die *absolute Herzdämpfung* erheblich *verkleinert* oder überhaupt verschwunden. Auf die weiteren Folgen für den Kreislauf wird später noch zurückzukommen sein. Bei der *vergleichenden Perkussion* fällt auf, daß der Klopfschall abnorm *laut, tief und langdauernd* ist. Dies ist leicht verständlich, da bei Verringerung der Elastizität der gleiche Anstoß zu vergleichsweise größeren Schwingungen führt und auch die Tonhöhe sinkt. Wahrscheinlich ist der tiefere Schallcharakter auch durch stärkere Beteiligung der Hohlraumschwingung bedingt, da diese durch den Schwund des Lungengewebes in den Vordergrund treten muß. Dieselbe Ursache hat die verringerte Reibung, die zur längeren Dauer des Schalles führt. Der entstehende Perkussionsschall hat große Ähnlichkeit mit dem Schall, den man bei Beklopfen einer leeren Pappschachtel erhält und wird deshalb häufig als *Schachtelton* bezeichnet.

Bei der **Auskultation** ist zunächst die beschleunigte und mühsame Atmung mit deutlich verlängerter Exspiration zu bemerken. Das *Atemgeräusch* ist in ausgesprochenen Fällen sehr leise und vesikulär, da aus der fixierten Inspirationsstellung nur wenig mehr eingeatmet werden kann. Bei geringeren Graden des Emphysems ist deutlich *verschärftes Atmen* wahrzunehmen, weil die großblasige Emphysemlunge höhere Töne besser leitet und deshalb der tracheobronchiale Anteil des Atemgeräusches verstärkt wird. Da das Lungenemphysem häufig sekundäre Folge einer chronischen Bronchitis oder eines bronchialen Asthmas ist oder bei primärer Entstehung durch die schlechte Durchlüftung der Lunge leicht *Bronchitiden* entstehen, werden selten *Nebengeräusche* (Giemen, Brummen, nichtklingende blasige Rasselgeräusche) vermißt.

Der mit den entzündlichen Prozessen verknüpfte Husten (Steigerung des intrathorakalen Druckes) verursacht häufig eine Kombination mit dem **exspiratorischen Emphysem,** das auch in reiner Form allein vorkommen kann (Glasbläser). Hier sind vor allem die Lungenspitzen gebläht, da sie den Ort des geringsten Widerstandes darstellen und dementsprechend die physikalischen Symptome vor allem an den apikalen Partien der Lunge ausgeprägt. Eine genauere Differenzierung des Lungenemphysems, der Lungenfibrosen usw. läßt sich nur mit Hilfe der Lungenfunktionsprüfung am Spiroergographen nach KNIPPING in Kombination mit Blutgasanalysen (O_2-Sättigung, CO_2-Partialdruck) erreichen.

Von **vikariierendem Emphysem** sprechen wir dann, wenn einzelne Lungenteile durch narbige Schrumpfung, Bronchusstenose o. ä. von der Atmung ausgeschaltet werden und dadurch eine Blähung benachbarter Lungenabschnitte eintritt. Handelt es sich um die Ausschaltung einer ganzen Lungenseite (Pneumothorax), so betrifft das vikariierende Emphysem die andere Hälfte. Sind infolge herdförmiger Erkrankung zahlreiche kleinere Lungenabschnitte ausgeschaltet, so entwickelt sich an mehreren Stellen partielles Emphysem und wir erhalten eine Mischung von Verdichtungs- und Emphysem-Erscheinungen. Klinisch kommt dem jedoch keine sehr wesentliche Bedeutung zu. Der Nachweis dieser kleineren emphysematösen Partien ist zudem im wesentlichen nur röntgenologisch möglich, während die ersten Veränderungen des allgemeinen Emphysems häufig besser akustisch festzustellen sind.

Das *stenotische Emphysem* entsteht bei Verengerung der Luftröhre, die am häufigsten durch Kropfbildung verursacht wird. Die physikalischen Symptome entsprechen einer Mischung von inspiratorischen und exspiratorischen Emphysem.

Die *funktionelle Bedeutung* einer Lungenblähung bezüglich der dadurch verursachten Behinderung der O_2-Aufnahme und CO_2-Ausscheidung durch die Lungen (*respiratorische Insuffizienz*) läßt sich nach dem Ausmaß des Zwerchfelltiefstandes, der Zyanose usw. nur sehr grob abschätzen. Eine Messung der Vitalkapazität, des Atemgrenzwertes, des Atemstoßes (TIEFFENAU-Test) auch unter dosierter Belastung (*Spiroergometrie*) sind zur genaueren Beurteilung unerläßlich. Auch die Bestimmung des Sauerstoffs und der Kohlensäure im Blut sind dabei oft notwendig, wie bereits oben erwähnt.

3. Verminderter Luftgehalt der Lunge

Ein verminderter Luftgehalt des eigentlichen Lungengewebes kann auf verschiedene Weise zustande kommen. Es kann sich entweder um eine Ausfüllung der Alveolarräume durch Entzündungsvorgänge, Flüssigkeitsergüsse, Neubildungen usw. handeln, oder um eine unvollständige Ausdehnung derselben, die manchmal angeboren, öfter durch Kompression, mangelhafte Beatmung oder Stenose des zuführenden Bronchus entsteht. Im ersten Fall sprechen wir von *Infiltration*, im zweiten von *Atelektase*[1]) des Lungengewebes. Bei der letzteren haben wir zwischen *Kompressionsatelektase* (Pleuraergüsse o. ä.) und *Okklusionsatelektase* (Bronchusstenose) zu unterscheiden.

Die *Infiltration* („Verdichtung") des Lungengewebes kann vollständig sein, wie wir es am klassischen Beispiel der voll ausgebildeten kroupösen (lobären) Pneumonie sehen, oder unvollständig nur kleinere und kleinste Bezirke betreffen, die herdförmig im gesunden Gewebe verstreut sind,

[1]) ατελής unvollständig, ἔκτάσις Ausdehnung.

wie häufig bei der Tuberkulose oder bei der lobulären Pneumonie (Bronchopneumonie).

Bei der **vollständigen Infiltration,** wie sie am reinsten die Pneumonie zeigt, sind die Alveolen mit der kompakten Masse des geronnenen, eiweißreichen Exsudats erfüllt. Das so veränderte Lungengewebe gleicht in seiner Konsistenz dem der Leber (Hepatisation). Die **Perkussion** ergibt demnach einen *absolut gedämpften Schall* und ermöglicht eine Abgrenzung des infiltrierten Bezirks gegen die normal lufthaltige, gesunde Lunge (Abb. 32). Recht häufig werden durch eine große Infiltration auch die Schwingungsverhältnisse der nächsten Umgebung verändert. So findet sich bei einer Unterlappenpneumonie in der Regel auch auf der gesunden Seite ein kleiner dreieckiger Bezirk an der Wirbelsäule (Abb. 32,

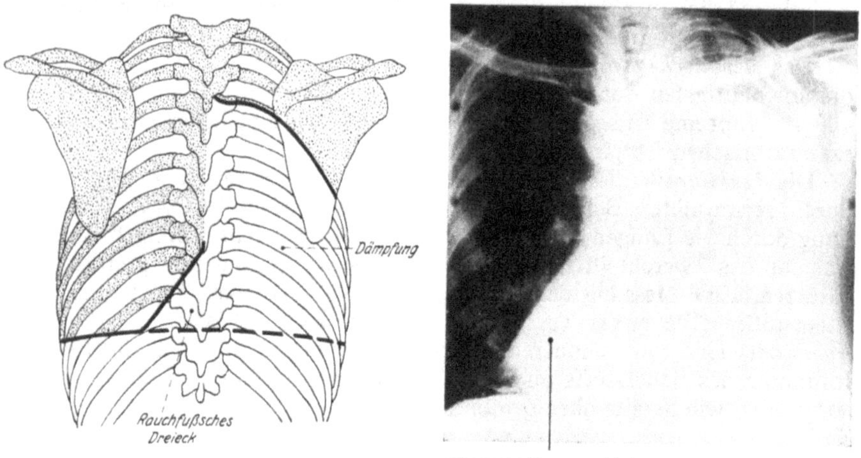

Abb. 32. Dämpfungsgrenzen und Röntgenbild bei rechtsseitiger Unterlappenpneumonie

RAUCHFUSS*sches Dreieck*), der gedämpften Schall liefert. Die absolute Dämpfung im Bereich der Verdichtung weist meist – insbesondere bei der Lungenentzündung – einen mehr oder minder starken *tympanitischen Beiklang* auf. Es ist dies wohl so zu erklären, daß bei der Perkussion durch das homogen gewordene Gewebe auch die größeren Bronchien bzw. die von ihnen umschlossene Luftsäule erschüttert wird und in Eigenschwingungen gerät. Diese wenig gedämpften Luftschwingungen mischen sich – wenn die Bronchien frei sind – dem „Schenkelschall" der Infiltration bei und verursachen den leicht tympanitischen Beiklang. Als Beweis für diese Anschauung läßt sich anführen, daß die Tonhöhe der Tympanie häufig beim Öffnen des Mundes höher, beim Schließen tiefer wird (WINTRICHscher *Schallwechsel*).

Auskultatorisch ist bei der vollständigen Infiltration reines hohes *Bronchialatmen* hörbar. Dieses typische Atemgeräusch ist mit *positiver Bronchophonie* verbunden, d. h. wir hören an der Brustwand scharfe und

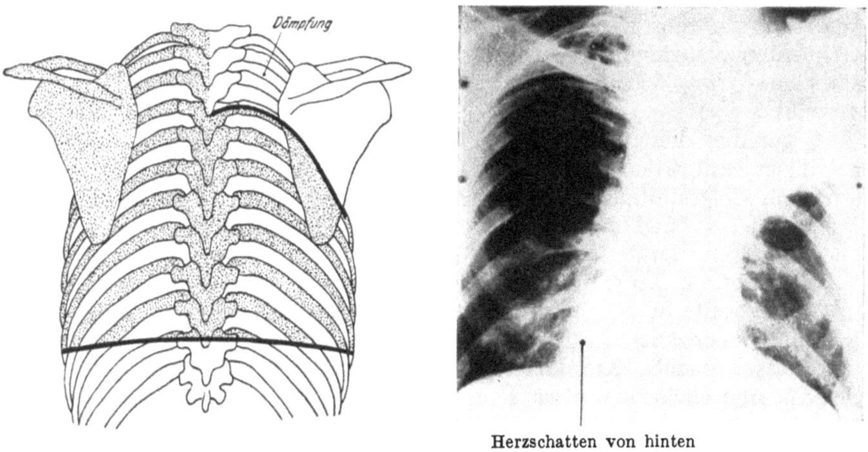

Abb. 33. Dämpfungsgrenzen und Röntgenbild bei rechtsseitiger Oberlappenpneumonie

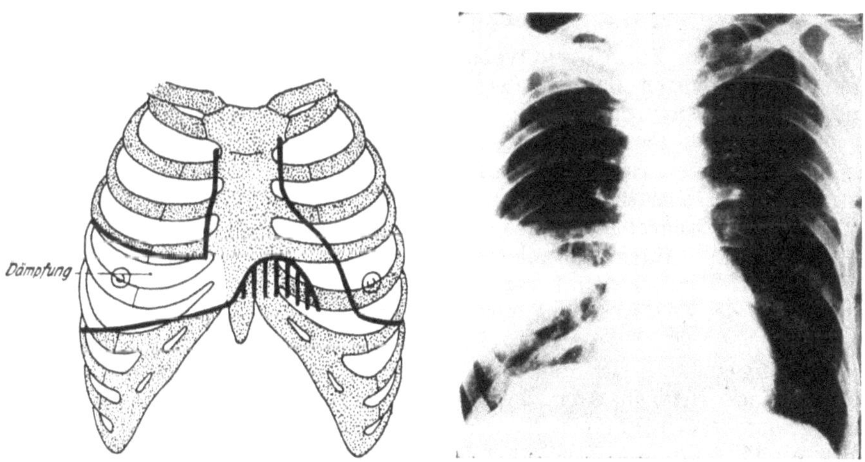

Abb. 34. Dämpfungsgrenzen und Röntgenbild bei Mittellappenpneumonie

klare Konsonanten und Vokale, wenn der Kranke mit Flüsterstimme die Zahlworte 68 oder 66 ausspricht. Der *Pektoralfremitus* ist gegenüber der gesunden Seite deutlich *verstärkt,* da das infiltrierte Gewebe auch den

Grundton der (tiefen) Stimme mit größerer Amplitude zur Brustwand leitet, als die poröse gesunde Lunge dies vermag. In den meisten Fällen sind bei einer totalen Verdichtung auch *Nebengeräusche* vorhanden, da – insbesondere bei der Pneumonie – die Bronchien kaum je ganz frei von Sekret sind. So hört man mittel- bis großblasige *klingende Rasselgeräusche,* die sehr ohrnah empfunden werden, weil sie reich an hochfrequenten Schwingungen sind. Da neben der Lungenentzündung auch stets eine *Rippenfellentzündung* besteht, wird *pleuritisches Reiben* selten vermißt.

Gegenüber diesem einfachen und fast schematischen Bild der vollständigen Infiltration sind die Befunde bei **unvollständiger Verdichtung** erheblich vielgestaltiger. Bleiben wir zunächst beim Beispiel der lobären Pneumonie, so sind zwei Formen unvollständiger Infiltration auseinanderzuhalten. Bei der ersten, sehr häufige vorkommenden Form ist die Verdichtung im Zentrum des Lappens total, in der Peripherie aber noch eine breite Schicht normal lufthaltigen Lungengewebes vorhanden (*zentrale Pneumonie*). In diesem Fall können wir perkutorisch und auskultatorisch nichts Krankhaftes nachweisen, solange die trennende Schicht eine Dicke von etwa 4 bis 5 cm nicht unterschreitet. Es kann höchstens eine angedeutete Tympanie des Klopfschalls, eine leicht positive Bronchophonie oder ein eben verstärkter Stimmfremitus auf den pathologischen Prozeß in der Tiefe aufmerksam machen. Schreitet die Entzündung weiter nach der Peripherie fort, was nicht immer der Fall zu sein braucht, so werden die Alveolen zunächst unvollständig mit einem zähflüssigen Exsudat erfüllt. Dieser Zustand ist bei der oben genannten zweiten Form der unvollständigen Infiltration gleich von Anfang an im ganzen Lappen ausgebildet. Die sich nun entwickelnden physikalischen Symptome zeigen keinen Unterschied und ergeben folgende Befunde: **Perkutorisch** wird der Klopfschall zunehmend leiser, höher und kürzer. Bei der **Auskultation** findet sich zunächst Vesikuläratmen mit verschärftem Exspirium, dann im weiteren Fortschreiten verschärftes Vesikuläratmen, tiefes bronchovesikuläres Atmen, hohes bronchovesikuläres Atmen und zuletzt bei vollständiger Verdichtung Bronchialatmen. Parallel damit wird die *Bronchophonie* zunehmend deutlicher und der *Stimmfremitus* immer stärker. An *Nebengeräuschen* ist zu Beginn besonders die *Crepitatio indux* auffällig, die sich von gewöhnlichen Entfaltungsknistern dadurch unterscheidet, daß sie nicht, wie dieses, bereits nach wenigen Atemzügen verschwindet und dadurch, daß sie infolge der Verdichtung viel ohrnaher klingt. Mit der völligen Ausfüllung aller Alveolen und der Gerinnung des Exsudats verschwindet die *Crepitatio indux* und macht den bereits erwähnten klingenden Rasselgeräuschen Platz. Bei der Lösung der Pneumonie werden rückwärts wieder dieselben Etappen durchschritten, bis zuletzt die *Crepitatio redux* verschwindet, keine Klopfschalldifferenz mehr nachweisbar ist und das Atemgeräusch wieder rein vesikulären Charakter annimmt. Zu erwähnen ist, daß bei dem zentralen Beginn der Pneumonie der röntgenologische Nachweis den akustischen Symptomen vorauseilt, während bei der zweiten Infiltrationsform, bei der das Gewebe gleichmäßig von den verschiedenen Stadien ergriffen wird, die ersten Veränderungen des Atemgeräusches, der Bronchophonie oder des Stimmfremitus häufig vor dem Manifestwerden eines Röntgenbefundes nachzuweisen sind.

Handelt es sich nicht um eine Lappenpneumonie, sondern um bronchopneumonische Prozesse, so sind die Verdichtungsherde zu Beginn meist klein und in normalem Lungengewebe verstreut. Ähnliche Verhältnisse finden sich auch bei der beginnenden Lungentuberkulose, die meist in den oberen Lungenpartien (infraklavikulär, Spitzengebiet) lokalisiert ist, während Bronchopneumonien am häufigsten in den Unterlappen auftreten. Die Veränderungen von Klopfschall und Atemgeräusch sind dementsprechend nicht sehr weitgehend. *Perkutorisch* ist eine sichere Abgrenzung des ergriffenen Bezirks nicht durchzuführen. Bei tuberkulösen Verdichtungen in den Lungenspitzen, die öfter zu narbig-schrumpfenden Prozessen führen, kann eine Verschmälerung des Krönigschen Schallfelds gegenüber der gesunden Seite vorhanden sein. Bei vergleichender Perkussion ist der Klopfschall über den befallenen Partien etwas leiser, höher und kürzer, doch sind die Unterschiede oft nicht recht überzeugend. Isolierte Herde, die kleiner sind als ein Markstück, geben überhaupt keine Schalländerung, auch wenn sie oberflächlich gelegen sind. Je nach der Dichte der Herde zeigt das *Atemgeräusch* nur eine Verschärfung des Exspiriums beim Vesikuläratmen oder es ist verschärftes Vesikuläratmen oder tiefes bronchovesikuläres Atmen zu hören. Doch ist dabei besonders sorgfältig auf die bereits beschriebenen Varietäten des normalen Atemgeräusches an bestimmten Stellen des Brustkorbs (rechte Spitze!) zu achten. Am sichersten weisen die *Nebengeräusche* durch den klingenden Charakter des Rasselns auf eine herdförmige Infiltration hin. Bei oberflächlich, an bestimmten Stellen gelegenen Verdichtungen können sie sogar einmal mehr ergeben als das Röntgenbild zu zeigen vermag. Im allgemeinen ist dieses aber bei den partiellen Infiltrationsherden der akustischen Diagnostik überlegen.

Bei den Zuständen teilweiser Verdichtung ist auch das *Lungenödem* zu erwähnen, das beim Versagen des linken Herzens und bei erhöhter Durchlässigkeit der Lungenkapillaren entsteht. Es wird dabei ein seröses Exsudat in die Alveolen ausgeschieden, zuerst besonders in den abhängigen Lungenpartien. Da sich die Flüssigkeit auch in die Bronchialwege hinein ausbreitet, ist das Atemgeräusch abgeschwächt oder aufgehoben und neben Knisterrasseln auch fein- und mittelblasige Rasselgeräusche vorhanden.

Während bei den infiltrativen Prozessen die Alveolen durch Ausfüllung luftleer werden, handelt es sich bei der **Atelektase** um eine mangelnde Entfaltung der Lungenbläschen. Kommt sie durch *Kompression* zustande – am häufigsten bei Pleuraergüssen, Pneumothorax, u. U. auch bei Tumoren – so sind die physikalischen Symptome ähnlich denen bei totaler Infiltration. Wir finden bei der *Perkussion* eine Dämpfung, die meist nicht so stark ist, wie bei einer Infiltration, aber – infolge der Entspannung des Lungengewebes – deutlichen tympanitischen Beiklang zeigt. Das *Atemgeräusch* ist meist rein bronchial oder vom Charakter des hohen bronchovesikulären Atmens. Dementsprechend ist auch die *Bronchophonie* positiv und der *Stimmfremitus* verstärkt. *Nebengeräusche* fehlen, da keine Sekrete in den Bronchien vorhanden sind. Dieselben akustischen Zeichen ergibt die Atelektase infolge mangelhafter Beatmung, wie sie besonders häufig im Gebiet der Unterlappen nach Bauchoperationen zur Beobachtung kommt. Die Erscheinungen sind in der Regel flüchtig und verschwinden nach mehreren tiefen Atemzügen.

Ist der zu einem Lungenabschnitt führende *Bronchus verschlossen*, was meist durch ein Bronchialkarzinom, evtl. auch durch einen Fremdkörper, manchmal durch Sekretmassen verursacht wird, so verschwindet die in den Alveolen vorhandene Luft durch Resorption. Die atelektatische Lungenpartie verkleinert sich und übt dadurch einen Zug auf die Brustwand, das Zwerchfell und die Mediastinalorgane aus, so daß sich die Interkostalräume verschmälern, das Zwerchfell hoch steht und das Herz sowie die Luftröhre nach der betroffenen Seite verzogen werden. *Perkutorisch* ist der Klopfschall über dem befallenen Gebiet gedämpft, *auskultatorisch* – zum Unterschied gegenüber der Kompressionsatelektase – das Atemgeräusch aufgehoben, keine *Bronchophonie* hörbar und der *Stimmfremitus* abgeschwächt bzw. aufgehoben, da durch den Verschluß des Bronchus keine Luftbewegung zustande kommen kann.

Eine totale Oklusionsatelektase und ein großer Pleuraerguß erzeugen die gleichen perkutorischen und auskultatorischen Phänomene. Sie können aber dadurch unterschieden werden, daß bei der totalen Atelektase die Mediastinalorgane in die kranke Seite einbezogen werden, während der Pleuraerguß zu einer Verdrängung nach der gesunden Seite führt.

Dieselben Symptome wie bei der Okklusionsatelektase finden sich bei starken *Verschwartungen der Pleura.* Da auch das Röntgenbild keine sicheren Unterscheidungsmerkmale angibt, kann häufig erst durch Kontrastfüllung des Bronchialbaums eine Differentialdiagnose gestellt werden.

4. Höhlenbildungen in der Lunge

Höhlenbildungen in den Lungen entstehen dann, wenn einschmelzende Prozesse das Gewebe in umschriebenen Bezirken zur Auflösung bringen. Meist handelt es sich um Tuberkulose, Abszeßbildung oder Gangrän. In zweiter Linie kommen Erweiterungen der Bronchien (Bronchiektasen, s. S. 75) in Frage, die in seltenen Fällen so groß werden können, daß man von einer Höhlenbildung sprechen kann (bronchiektatische Kavernen). Akustische Symptome dürfen wir nur erwarten, wenn die Höhle mindestens Walnußgröße erreicht und in brustwandnahen Teilen der Lunge liegt. Die Symptome werden deutlicher sein, wenn die Kaverne von verdichtetem Gewebe umgeben ist, als wenn sie in normal lufthaltigem oder geblähtem Lungengewebe liegt.

Perkutorisch ist eine zirkumskripte Tympanie zu erwarten und läßt sich auch häufig nachweisen. Allerdings ist sie kein eindeutiges Symptom und wird auch öfter vermißt. Ist die Höhle größer als etwa 6 cm im Durchmesser und besitzt glatte, gespannte Wände, so weist der Klopfschall *Metallklang* auf, d. h. es sind ihm sehr hohe Schallfrequenzen beigemischt. Dies tritt am deutlichsten zutage, wenn man mit zwei Geldstücken perkutiert und gleichzeitig im Bereich der Kaverne auskultiert (*signe du sou, Plessimeter-Stäbchen-Perkussion*).

In sehr seltenen Fällen lassen sich auch noch weitere perkutorische Symptome nachweisen, die aber kaum je diagnostische Bedeutung besitzen. Es ist dies der bereits erwähnte WINTRICHsche *Schallwechsel* (Erhöhung des Klopfschalls bei geöffnetem Mund), der GERHARDsche *Schallwechsel* (Erhöhung des Klopfschalls im Liegen bei langgestreckten und teilweise mit Sekret gefüllten Kavernen) und das *Geräusch des gesprungenen Topfes* (schepperndes Geräusch, das durch Entweichen der Luft aus einer engen Kavernenöffnung bei starker Perkussion entsteht).

Auskultatorisch ist meist ein Atemgeräusch vom *bronchovesikulären* Typ festzustellen, das mehr oder minder *amphorischen Beiklang* aufweist. Ist das amphorische Atmen deutlich ausgeprägt, so stellt es ein ziemlich zuverlässiges Kavernenzeichen dar. Die *Bronchophonie* ist meist positiv, eine Verstärkung des *Stimmfremitus* nur bei größeren Höhlen oder Verdichtung des umgebenden Gewebes vorhanden. Die fast immer vorhandenen *Rasselgeräusche* sind *klingend* und meist *grobblasig*. Bei größeren Kavernen weisen sie deutlichen *Metallklang* auf. Außer diesen vieldeutigen Nebengeräuschen sind öfter das ziemlich spezifische *Kavernenjuchzen* und das *Kavernenknarren* zu hören. Das Juchzen wird leicht mit Giemen verwechselt, ist aber im allgemeinen kürzer als dieses und immer nur während der Inspiration vorhanden. Knarren kann manchen Formen des pleuritischen Reibens ähnlich sein, ist aber auch in der Regel von kürzerer Dauer als das Reibegeräusch. Für alle auskultatorischen Zeichen ist natürlich Voraussetzung, daß der zuführende Bronchus nicht verschlossen ist. Überblickt man sämtliche Symptome, so muß man zusammenfassend feststellen, daß es akustisch ein sicheres und zuverlässiges Kavernenzeichen *nicht* gibt. Die röntgenologische Untersuchung (Tomographie) ist auf diesem Gebiet besonders wichtig und ergibt meist eindeutige Resultate.

5. Abnormer Inhalt im Brustfellraum

Beim Gesunden ist der kapillare Spalt zwischen dem spiegelglatten Pleuraüberzug der Brustwand und dem der Lungen nur von ganz geringen Mengen Flüssigkeit benetzt, die ein reibungsloses Gleiten ermöglichen. Bei krankhaften Vorgängen kann der Spalt durch Entzündungsprodukte, Luft oder Tumormassen ausgefüllt und die Lunge in breiter Ausdehnung von der Brustwand abgedrängt werden.

Bei den entzündlichen Vorgängen, die meist von der Lunge aus

(Pneumonie, tuberkulöser Herd) auf das Rippenfell übergreifen, bilden sich auf beiden Pleurablättern fibrinöse Auflagerungen, die meist ziemlich dünn sind, aber die normale reibungslose Gleitbewegung erheblich stören. Da das kostale Pleurablatt reichlich mit sensiblen Nerven versorgt ist, entstehen heftige Schmerzen, die ein Nachschleppen der befallenen Seite bei der Atmung verursachen. Diese **Pleuritis sicca** ist meist in der weiteren Umgebung des primären pulmonalen Prozesses lokalisiert. Nicht selten betrifft sie deshalb auch den Pleuraüberzug des *Zwerchfells* – unter Umständen sogar isoliert – und erzeugt neben *ausstrahlenden Schmerzen* in die betreffende Schulter, in den Hals oder ins Abdomen mangelnde Verschieblichkeit und Hochstand des Zwerchfells. Sonst ist perkutorisch meist nichts festzustellen, da die dünnen Fibrinbeläge keinen Anlaß zu Klopfschalldifferenzen geben. *Auskultatorisch* ist bei normalem Atemgeräusch im In- und Exspirium ein *Reibegeräusch* hörbar, dessen Charakter bei den einzelnen Fällen recht verschieden sein kann. Oft hört es sich wie Lederknarren an, manchmal ist es mehr kratzend und nicht selten feinblasigen Rasselgeräuschen sehr ähnlich. Von den letzteren läßt es sich aber meist dadurch unterscheiden, daß man es auch fühlen kann und daß es durch *festes Aufdrücken des Stethoskops verstärkt* wird.

Im Verlauf der trockenen Rippenfellentzündung kommt es häufig zur Ausbildung eines **Ergusses** (*Pleuritis exsudativa*), der sich dann zwischen Lunge und Brustwand einschiebt und dem Gesetz der Schwere nach seine größte Ausdehnung an der Basis gewinnt. Derartige entzündliche Ergüsse werden als *Exsudate* bezeichnet. Auch auf nicht entzündlichem Wege (Wassersucht) kann es zur Bildung von Pleuraergüssen kommen, die in diesem Fall *Transsudate* genannt werden. Neben der Schwerkraft ist für die Lokalisation bzw. Ausbreitung des Ergusses vor allem der Widerstand der verdrängten Lunge maßgebend, die in den unteren und seitlichen Partien am leichtesten ausweicht. Dementsprechend steht der Erguß in der Regel am *höchsten* in der *hinteren Axillarlinie* und fällt nach vorne und hinten allmählich ab. Ist er während strenger Bettruhe entstanden, so ist der höchste Punkt der Begrenzung etwas mehr gegen die Wirbelsäule zu verschoben und liegt in der Gegend der Skapularlinie.

Änderung der Körperlage bewirkt bei einmal ausgebildetem Erguß nur mehr *sehr geringe* Verschiebungen der Flüssigkeitsgrenzen, da die Form und Elastizität der Lunge mehr Einfluß auf die Druckverhältnisse im Pleuraraum hat als der Schwerkraft.

Perkutorisch ist diese Begrenzung leicht festzustellen, da der Klopfschall über dem Erguß eine ausgesprochene Dämpfung zeigt, die nach unten zu absolut wird und auch dem Plessimeterfinger das Gefühl einer starken Resistenz gibt. Der bogenförmige Verlauf dieser Linie wird als DAMOISEAU-ELLISsche *Kurve* bezeichnet (Abb. 35). Oberhalb der Dämpfungszone, besonders in dem dreieckigen Bezirk nahe der Wirbelsäule (GARLANDsches *Dreieck*) ist der Klopfschall lauter und hat tympanitischen Beiklang. Wahrscheinlich ist dies durch die Entspannung des

Lungengewebes zu erklären. Auch die Schwingungsverhältnissse auf der gesunden Seite werden durch den Erguß beeinflußt, weil der Druck des Exsudats die Wirbelsäule am Mitschwingen verhindert und bei großen Flüssigkeitsansammlungen auch das Mediastinum verdrängt wird. Man findet auf der *gesunden* Seite einen dreieckigen Dämpfungsbezirk, das RAUCHFUSSsche *Dreieck*, dessen Größe meist erheblicher ist, als man sie bei Infiltraten feststellen kann. Bei *großen*, linksseitigen Ergüssen weicht auch der tympanitische Klopfschall im halbmondförmigen TRAUBEschen *Raum* (s. Abb. 14) einer *Dämpfung*, da sich die Flüssigkeit auch in den Teil des pleuralen Komplementärraums einschiebt, der dem Magen vorgelagert ist und das Zwerchfell nach unten gedrängt wird. Bei rechtsseiti-

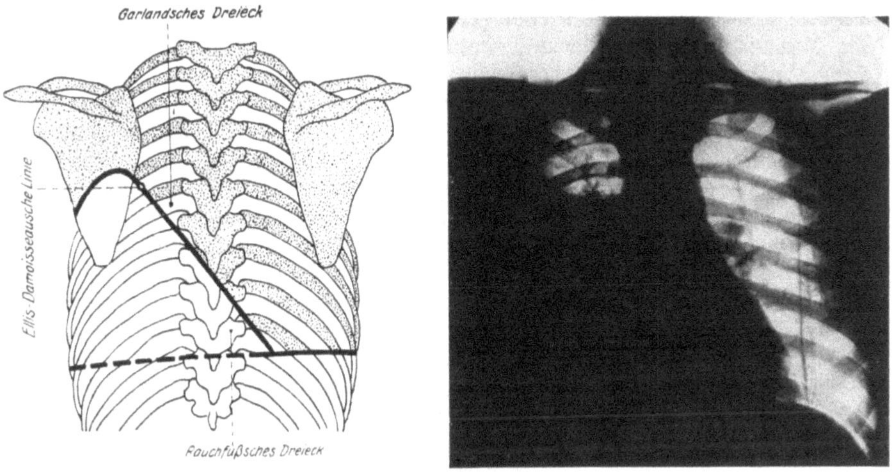

Abb. 35. Dämpfungsgrenzen und Röntgenbild bei linksseitiger, exsudativer Pleuritis

gen Ergüssen macht sich das letztere durch Vergrößerung der Leberdämpfung (*Tiefertreten des Zwerchfells*) bemerkbar. Auch das *Herz* wird durch größere Exsudate bzw. Transsudate nach der gesunden Seite hin verdrängt, doch beträgt die Verschiebung selten mehr als 1 bis 2 Querfinger. Erwähnt sei noch, daß die Flüssigkeitsmenge eines Ergusses etwa 500 ccm betragen muß, bevor akustische Symptome nachgewiesen werden können.

Bei der **Auskultation** findet man das *Atemgeräusch abgeschwächt* bzw. völlig aufgehoben. Sein Charakter ist bei kleinen Ergüssen, die noch kaum eine Kompression ausüben, annähernd vesikulär, geht aber bei Vermehrung der Flüssigkeit rasch in hohes bronchovesikuläres bzw. Bronchialatmen über. Allerdings ist das letztere dann meist bereits so leise, daß es nur schwer gehört werden kann. Die Ursache für diese starke Abschwächung ist zum Teil in der Stärke der Flüssigkeitsschicht und in

Reflexionen zu suchen, zum Teil durch die Behinderung der Luftströmung in der Lunge infolge Kompression der Bronchien und Behinderung der Atmung durch das Exsudat zu erklären. *Bronchophonie* ist dementsprechend im Gebiet des Ergusses kaum je festzustellen und ebenso ist im Dämpfungsbereich der *Pektoralfremitus* aufgehoben oder zumindest stark abgeschwächt. Oberhalb der Flüssigkeitsgrenze ist die Kompression nur so stark, daß eine Atelektase der Alveolen entsteht, der Perkussionsschall also tympanitischen Beiklang erhält und hohes bronchovesikuläres bzw. bronchiales Atemgeräusch (Kompressionsatmen) nachzuweisen ist. In dieser Zone kann dann auch positive Bronchophonie und Verstärkung des Stimmfremitus vorhanden sein.

In der Regel ist bei unkomplizierten Verhältnissen die Diagnose eines Pleuraergusses an Hand der eben geschilderten Symptome nicht schwierig. Man wird aber doch daran denken müssen, daß perkutorische Dämpfung, Aufhebung des Atemgeräusches und des Stimmfremitus auch bei dicken *Pleuraschwarten* oder bei *Okklusionsatelektase* vorhanden sind. Die Beobachtung der Dämpfungsgrenze gestattet jedoch meist eine differentialdiagnostische Entscheidung, da bei Ergüssen – wenn sie nicht durch pleuritische Verwachsungen abgekapselt sind – die Damoiseausche Kurve perkutiert werden kann und eine *Verdrängung* der angrenzenden Organe festzustellen ist, während Schwarten und Atelektasen infolge der Schrumpfungstendenz *Verziehungen* hervorrufen. Bei Schwarten ist meist auch die Abschwächung des Stimmfremitus nicht so stark, wie bei Exsudaten bzw. Transsudaten. Nicht selten findet sich *hinter dem Erguß* eine *Infiltration* der Lunge, die das Gewebe widerstandsfähiger gegen die Kompression macht, so daß kaum eine Abschwächung des Bronchialatmens bemerkbar ist und unter Umständen sogar ein großes Empyem bei der Untersuchung *übersehen* wird. Andererseits kann bei einer Pneumonie der zuführende Bronchus durch Sekretmassen verstopft sein, die auch bei Hustenstößen nicht weichen und deshalb Dämpfung und Aufhebung des Atemgeräusches einen Erguß *vortäuschen*. Hier wird der übrige klinische Befund (Fieberverlauf, Blutbild usw.) häufig wertvolle Anhaltspunkte geben und vor allem die **Probepunktion** die letzte Entscheidung bringen, deren Ergebnis zuweilen auch den Röntgenologen überrascht.

Bei Eintritt von Luft in den Pleuraspalt (Pneumothorax) weicht die Lunge infolge der ihr eigenen Retraktionskraft nach dem Hilus zurück. Die Ausdehnung des Kollapses hängt von der Menge der eingedrungenen Luft ab. Wir unterscheiden deshalb einen partiellen, einen totalen und einen Spannungspneumothorax.

Der **partielle Pneumothorax** kommt in der Mehrzahl der Fälle dadurch zustande, daß aus therapeutischen Gründen (Stillegung einer Lungenhälfte bei einseitiger Tuberkulose) Luft in genau dosierter Menge in den Pleuraraum eingeführt wird. Der Druck im Pleuraraum bleibt dabei noch unter Atmosphärendruck (negativer Druck).

Tabelle 1

Physikalisch-diagnostische Symptome bei Erkrankungen der Atmungsorgane

	Perkussion	Atemgeräusch	Nebengeräusche	Bronchophonie	Stimmfremitus
Normal lufthaltige Lunge	Lungengrenzen an normaler Stelle, gut verschieblich. Keine Klopfschalldifferenzen	vesikulär	ohne	negativ	normal
Bronchitis	Lungengrenzen an normaler Stelle, gut verschieblich Keine Klopfschalldifferenzen	vesikulär, ev. verschärft od. unbestimmt	Giemen und Brummen. *Nicht* klingende Rasselgeräusche	negativ	normal
Vermehrter Luftgehalt (Emphysem)	Lungengrenzen tiefstehend, schlecht verschieblich. Herzdämpfung verkleinert. Klopfschall abnorm laut, lang und tief	abgeschwächt vesikulär	ev. wie Bronchitis	negativ	normal
Verminderter Luftgehalt:					
a) *totale Infiltration*	Absolute Dämpfung, ev. mit Tympanie	bronchial	klingende Rasselgeräusche	positiv	verstärkt
b) *partielle Infiltration*	Relative Dämpfung	bronchovesikulär	klingende Rasselgeräusche	zunehmend positiv	zunehmend verstärkt

Tabelle 1 (Fortsetzung)

	Perkussion	Atemgeräusch	Nebengeräusche	Bronchophonie	Stimmfremitus
c) *Kompressionsatelektase*	Dämpfung ev. mit tympanitischem Beiklang	bronchovesikulär bis bronchial	klingende Rasselgeräusche	positiv	positiv
d) *Okklusionsatelektase*	Dämpfung ev. mit tympanitischem Beiklang Verziehung!	aufgehoben	fehlen	negativ	aufgehoben
Kavernen	Normal ev. tympanitisch	bronchovesikulär ev. amphorisch	klingend ev. Metallklang Quietschen	positiv	verstärkt
Pleuritis sicca	Grenzen schlecht verschieblich	vesikulär ev. abgeschwächt	Pleuritisches Reiben	negativ	normal
Pleuraerguß	Absol. Dämpfung m. bogenförmiger Begrenzung. Verdrängung!	abgeschwächt bis aufgehoben	fehlen	abgeschwächt bis aufgehoben	abgeschwächt bis aufgehoben
Pneumothorax	Klopfschall lauter, länger und tiefer	abgeschwächt m. amphorischem Beikl.	fehlen, ev. metallisch	negativ	aufgehoben
Hydropneumothorax	Dämpfung mit horizontaler Begrenzung auch bei Lagewechsel	abgeschwächt m. amphorischem Beikl.	fehlen ev. metallisch	negativ	aufgehoben

Der **totale Pneumothorax** wird entweder bei weiteren Luftnachfüllungen erreicht, oder kann spontan (Spontanpneumothorax) z. B. durch Einreißen einer Emphysemblase bei körperlichen Anstrengungen, Trauma usw. entstehen. Im ersten Fall ist der Pneumothorax immer geschlossen, im zweiten kann die Öffnung, durch die Luft eingetreten ist, weiter bestehen bleiben und über den Weg des Tracheobronchialsystems eine dauernde Kommunikation mit der Außenluft vorhanden sein. Dann handelt es sich um einen *offenen Pneumothorax*. Der Druck im Pleuraraum ist dabei gleich dem Atmosphärendruck (= o).

Zur Ausbildung eines **Spannungspneumothorax** kommt es dann, wenn die Rißöffnung so beschaffen ist, daß wohl Luft in den Pleuraraum hineingelangen, aber nicht mehr daraus entweichen kann (*Ventilpneumothorax*). Dadurch entsteht ein stark positiver Druck in der Pleurahöhle, die betroffene Brusthälfte wird aufgebläht, das Zwerchfell nach abwärts und das Herz nach der entgegengesetzten Brustseite verdrängt.

Bei der **Perkussion** ist der Klopfschall über dem Pneumothorax *lauter*, *länger* und *tiefer* als über der gesunden Seite. Meist ist auch eine gewisse *Tympanie* vorhanden. Die Deutlichkeit der Unterschiede ist von der Ausdehnung des Pneumothorax abhängig und in den meisten Fällen nicht so groß, daß man aus dem Perkussionsbefund *allein* die Diagnose stellen könnte. Bei stärkerem Druck kann *Metallklang* auftreten, der sich am besten mittels der bereits erwähnten Plessimeter-Stäbchen-Perkussion nachweisen läßt.

Auskultatorisch ist das Atemgeräusch *stark abgeschwächt* oder ganz aufgehoben, da der Körperschall beim Übergang in den Luftmantel und dann wieder erneute Umwandlung in Brustwandschwingungen durch Reflexion den größten Teil seiner Intensität verliert. Läßt die noch vorhandene Lautstärke eine Differenzierung zu, so findet man die dem Grad des Kollapses bzw. der Intensität der Atelektase entsprechenden Stufen des *abgeschwächten bronchovesikulären Atemgeräusches* evtl. ganz leises Bronchialatmen. Da der Hohlraum des Pneumothorax bei tiefen Frequenzen resoniert, ist häufig ein *amphorischer Beiklang* nachzuweisen, besonders deutlich beim offenen Pneumothorax.

Sind *Rasselgeräusche* vorhanden, so haben sie infolge der Atelektase *klingenden* Charakter. Unter Umständen ist auch Metallklang vorhanden.

Bei der Prüfung auf *Bronchophonie* ist die Stimme *nicht* zu hören. Ebenso läßt sich der *Stimmfremitus* auf der Seite des Pneumothorax kaum fühlen.

Im Verlauf eines Pneumothorax bildet sich nicht selten ein Flüssigkeitserguß. Man spricht dann allgemein von **Hydropneumothorax** und unterscheidet speziell nach der Beschaffenheit des Exsudats Seropneumothorax, Pyopneumothorax usw. Infolge der gleichzeitigen Anwesenheit von Luft weisen derartige Ergüsse im Vergleich mit der gewöhnlichen Pleuritis exsudativa einige Besonderheiten auf. Vor allem verläuft die Begrenzung nicht mehr in Form einer ansteigenden Kurve, sondern der

Flüssigkeitsspiegel stellt sich stets *horizontal* in einer geraden Linie ein (Abb. 36). Bei *Lagewechsel* des Patienten können deshalb *erhebliche Verschiebungen* in bezug auf die Brustwand eintreten. **Perkutorisch** lassen dich diese leicht nachweisen, da der Erguß absolute Dämpfung ergibt und deshalb gut vom darüber auslösbaren Pneumothoraxschall abgegrenzt werden kann. **Auskultatorisch** unterscheidet sich der Befund nicht von dem, der bei Erguß oder Pneumothorax erhoben wird. Das Atemgeräusch,

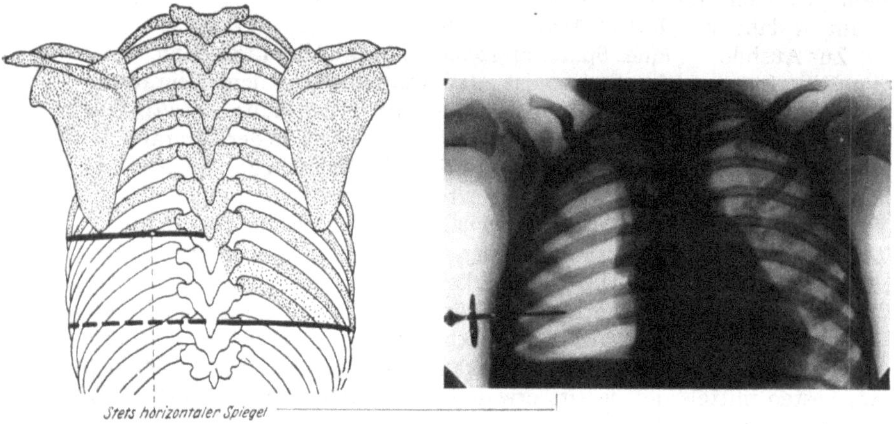

Abb. 36. Dämpfungsgrenzen und Röntgenbild bei rechtsseitigem Pleuraerguß und gleichzeitigem Vorhandensein von Luft in der Pleurahöhle (Hydropneumothorax)

die Bronchophonie und das Stimmzittern sind *aufgehoben* bzw. stark *abgeschwächt*. Dazu kommt aber noch ein höchst charakteristisches Symptom, daß bereits Hippokratès bekannt war: Beim Schütteln des Patienten entsteht ein *Plätschergeräusch*, wie beim Schütteln einer halbleeren Flasche (*Succusio Hippocratis*).

Die Tabelle 1 gibt eine Zusammenfassung der wichtigsten akustischen Symptome bei den Erkrankungen der Atmungsorgane.

II. Erkrankungen der Kreislauforgane

In den Darstellungen der physikalisch-diagnostischen Symptome bei Erkrankungen der Kreislauforgane werden üblicherweise die Herzklappenerkrankungen an erster Stelle und bevorzugt besprochen. Das hat seine guten Gründe, weil die Störungen im Klappenmechanismus häufig allein mittels Perkussion und Auskultation genügend geklärt werden können. Diese Art des Vorgehens besitzt aber auch manche Nachteile: Einerseits wird dadurch der falsche Eindruck erweckt, als seien die Klappenerkrankungen die häufigsten und wichtigsten Kreislaufstörungen und deshalb die Herzdiagnostik im wesentlichen mit dem Stethoskop zu erledigen. Der Alltag der Sprechstunde enttäuscht dann in dieser Hinsicht und baut sich auf unklaren Vorstellungen auf. Andererseits ist die Mechanik der Klappenfehler nicht die einzige mechanische Störung, die im Kreislaufsystem zu berücksichtigen wäre und vor allem sicher nicht so einfach, wie sie manchmal dargestellt wird. Wir wollen deshalb zunächst mit den einfacheren und häufigeren Kreislaufstörungen beginnen und die Klappenerkrankungen erst an späterer Stelle besprechen.

1. Herz- und Kreislaufveränderungen bei dauernder Blutdrucksteigerung

Unter Blutdrucksteigerung haben wir nicht eine isolierte Erhöhung des systolischen (p_s) oder diastolischen (p_d) Blutdrucks zu verstehen, sondern die kreislaufmechanisch besonders wichtige Steigerung des arteriellen Mitteldrucks (p_m)[1]. Wie bereits eingehender besprochen wurde, entsteht eine derartige Erhöhung des Mitteldrucks (Hypertension) nicht nur bei Erhöhung des peripheren Gefäßwiderstandes der Arteriolen, wie oft angenommen wird, sondern ebenso bei Erhöhung der Elastizität (Härterwerden) im arteriellen Windkessel und bei Steigerung des Minutenvolumens. Klinisch können diesen mechanischen Hochdrucktypen verschiedene Ursachen zugrunde liegen. So findet sich z. B. eine Erhöhung des peripheren Widerstandes häufig bei chronischen *Nierenleiden*, eine Erhöhung der Elastizität bei *Aortensklerose* oder – unter der Gruppe der sogenannten *„essentiellen" Hypertension* – bei Erschlaffung der Gefäßmuskulatur in der Wand der Aorta. Auf den Zusammenhang zwischen den einzelnen mechanischen Hochdruckformen und ihren klinischen Ursachen kann hier nicht näher eingegangen werden. Jedenfalls ist ohne weiteres einzusehen, daß jede Erhöhung des mittleren Blutdrucks dem linken Herzen eine vermehrte Leistung abverlangt, da diese dem Produkt Minutenvolumen × Druck proportional ist, sofern nicht kompensatorisch eine Erniedrigung des Minutenvolumens eintritt. Das letztere ist aber nicht ohne weiteres möglich, da die Größe des Minutenvolumens vom Sauerstoffverbrauch des Körpers diktiert wird und nur durch Verbesserung der peripheren Sauerstoffabschöpfung (Utilisation = arteriovenöse Differenz) ein gewisser Ausgleich geschaffen werden kann. Wenn auch hier manche Regulationsvorgänge eintreten, so ist ihr Ausmaß, wie die praktische Erfahrung lehrt, in den meisten Fällen nicht ausreichend, und es resultiert dann die chronische **Überlastung des linken Herzens.** Diese kann auch bei anderen Erkrankungen zustande kommen:

[1]) Der mittlere Blutdruck kann angenähert als arithmetisches Mittel von systolischem und diastolischem Blutdruck berechnet werden, also

$$p_m = \frac{p_s + p_d}{2}.$$

Genauer ist die aus der Integration der Pulskurve gewonnene Formel:

$$p_m = 0{,}43\,(p_s - p_d) + p_d.$$

z. B. bei der *Hyperthyreose*, die neben einer Erhöhung des Minutenvolumens eine verschlechterte periphere Utilisation aufweist oder beim *Fettleibigen*, der infolge des Übergewichts dauernd körperliche Mehrarbeit leisten muß (Minutenvolumensteigerung!) und zudem in den meisten Fällen eine schlechte Kapillarisierung aufweist.

Am Herzen führt die Mehrarbeit des linken Ventrikels mit der Zeit zu einer **Hypertrophie der Muskelwandungen** dieses Abschnitts. Auch der linke Vorhof hypertrophiert bald, da die Kammer in der Diastole *stärker gedehnt* werden muß, um sich in der Systole kräftiger kontrahieren zu können, ebenso wie man den Bogen stärker spannen muß, wenn der Pfeil weiter fliegen soll. Mit dem Fortschreiten der Krankheit kommt es allmählich auch zu einer mehr oder minder starken **Erweiterung der linken Herzkammer** und zu einer zunehmenden Drucksteigerung im linken Vorhof, die sich in die Lungenkapillaren fortsetzt. So läßt sich häufig eine **Stauungsbronchitis** nachweisen, bis bei einer stärkeren körperlichen Anstrengung durch Versagen des linken Herzens oder bei einem vermehrten Blutangebot der Druck im kleinen Kreislauf soweit steigt, daß es zum **Lungenödem** kommt. Geht die Dilatation der linken Kammer noch weiter, so wird auch der Sehnenring, der die Mitralklappe trägt, gedehnt und dadurch das Ventil zu einem dichten Schluß unfähig. Diese **relative Mitralinsuffizienz** führt dann auf einem später genauer zu erörterndem Weg auch zur Hypertrophie und Dilatation des *rechten Herzens* bzw. bei dessen Versagen zu *Stauungserscheinungen im großen Kreislauf* (Beinödeme, Leberanschwellung usw.). Im allgemeinen hält sich das Hypertonikerherz – wie VOLHARD betont hat – meist noch lange in einem Zustand *„relativer Insuffizienz"* und besitzt die Fähigkeit, „zwischen Kompensation und Dekompensation zu lavieren".

Der **physikalische Befund** hängt natürlich von dem Stadium ab, in dem sich das Hypertonikerherz im Zeitpunkt der Untersuchung befindet. Besteht nur eine Hypertrophie der linken Kammer, so läßt sich nur eine größere Härte des Herzstoßes (interkostale Pulsation) und des Pulses nachweisen. Erst bei Eintreten einer *Dilatation* rückt der **Herzstoß** *nach links* und *unten* und *hebt* das Rippengewölbe an. Kommt noch eine Hypertrophie und Dilatation des rechten Herzens dazu, so kann sich diese durch größere Ausdehnung der interkostalen (Verbreiterung des Herzstoßes) und epigastrischen Pulsationen bemerkbar machen.

Die **Perkussion** ergibt bei alleiniger *Hypertrophie* normale Herzgrenzen. Bei *Dilatation* des linken Ventrikels wird der linke Bogen der *relativen* Herzdämpfung nach links und unten über die Medioklavikularlinie hinaus vorgewölbt (Abb. 37). Es entsteht die charakteristische *„Aortenkonfiguration"* der Herzdämpfung, die oft auch als „Entenherz" oder „Schuhherz" bezeichnet wird. Auch die *absolute* Dämpfung wird in geringerem Maß nach links verbreitert. Bei Hinzutreten einer relativen Mitralinsuffizienz kommt es zu einer allseitigen Verbreiterung der Herzgrenzen, deren genauere Formen bei diesem Klappenfehler beschrieben wird.

Bei der **Auskultation** hören wir reine Herztöne, solange es nicht zur Ausbildung einer relativen Mitralinsuffizienz gekommen ist. An der Herzspitze ist der erste Ton oft ziemlich laut, beim Vergleich der zweiten Töne an der Basis ergibt sich eine *Akzentuation des zweiten Aortentons*, der kräftiger ist, als der zweite Pulmonalton ($A_2 > P_2$). Diese Befunde sind ohne weiteres durch die Blutdrucksteigerung zu erklären, die einerseits eine energischere Herzkontraktion veranlaßt und andererseits ein stärkeres Anprallen der Blutsäule an die Semilunarklappen nach Beendigung der Systole verursacht.

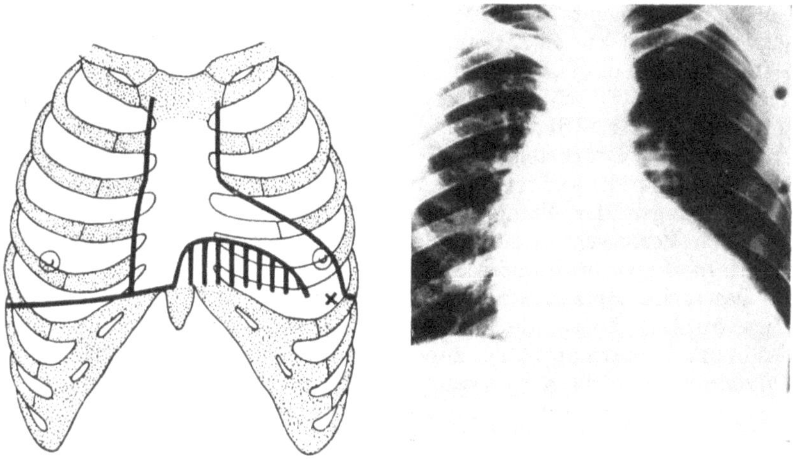

Abb. 37. Perkussionsfigur und Röntgenbild bei Dilatation der linken Herzkammer

In fortgeschritteneren Stadien der Erkrankung beobachtet man nicht selten einen präsystolischen *Galopprhythmus* als Ausdruck der verstärkten Vorhofsaktion. Erlahmt der Ventrikel, so schlägt der präsystolische Galopp in den protodiastolischen um, weil die Herzwände in der Diastole hemmungslos erschlaffen (dritter Herzton).

In manchen Fällen wird der zweite Ton so laut, daß er auch an der Herzspitze die Lautstärke des ersten Tons erreicht. Da sich gleichzeitig bei steigender Herzfrequenz infolge der Hypertension die Systolendauer nicht entsprechend verkürzt, werden Systole und Diastole gleich lang und damit sind die akustischen Zeichen der *Embryokardie* gegeben. Sie sind erfahrungsgemäß ein prognostisch ungünstiges Symptom.

Der **Puls** ist – wie bereits erwähnt – *hart*, seine Größe (Blutdruckamplitude) ist von der Art des vorliegenden Hochdrucktyps abhängig und kann normal, abnorm groß oder abnorm klein sein (s. Allgemeiner

Teil). Manchmal beobachtet man auch einen abnorm raschen Druckanstieg bei großer Amplitude, einen Pulsus celer et altus. Pulsunregelmäßigkeiten sind in späteren Stadien häufig und durch Aufnahme des Elektrokardiogramms zu analysieren.

2. Herz- und Kreislaufveränderungen bei Erhöhung des Widerstandes im kleinen Kreislauf

Störungen im Gebiet des Lungenkreislaufs sind praktisch außerordentlich häufig. Fast jede Lungenerkrankung ist, zumindest in den Endstadien, damit behaftet (cor pulmonale). Man denke nur an das Heer der chronischen Bronchitiden, an das aus den verschiedenen Ursachen entstandene Emphysem, an das Bronchialasthma, an ausgedehnte Zirrhosen bei Lungentuberkulose, an Schrumpfungsvorgänge bei Pleuraschwarten, Atelektasen und chronischen Pneumonien, an die Staublunge (Silikose) oder an die Einengung der Lunge bei Kyphoskoliose. All diese Erkrankungen führen auf dem einen oder anderen Weg, meist durch Verengerung der Strombahn infolge Verödung zahlreicher Lungenkapillaren, zu einer **Drucksteigerung in der A. pulmonalis** und damit zu einer Mehrbelastung des rechten Herzens. Hierher gehört auch die Sklerose der Verzweigungen der Pulmonalarterie (Pulmonalsklerose), die in ihrer primären Form sehr selten, als sekundäre Folge der Drucksteigerung jedoch häufig zu beobachten ist.

Das rechte Herz antwortet auf die Mehrbelastung zunächst mit einer *Hypertrophie*, ebenso wie bei der Hypertension die Muskelwandungen des linken Herzens an Stärke zunehmen. Später kommt es dann zu einer *Dilatation* der rechten Herzkammer und wenn diese erlahmt, zu *Stauungserscheinungen* in der Leber und den abhängigen Körperpartien, die der Stauungsbronchitis bzw. dem Lungenödem beim Versagen des linken Ventrikels entsprechen. Diese reine Form der „*Rechtsinsuffizienz*" (im Gegensatz zu der oben geschilderten „*Linksinsuffizienz*") ist nicht so selten mit Symptomen verbunden, die eine Schädigung auch des linken Herzens annehmen lassen. Dies rührt daher, daß die zugrunde liegende Lungenerkrankung häufig zu einer Verschlechterung der Arterialisierung des Blutes führt, weil entweder infolge der Erkrankung die atmende Oberfläche zu klein geworden ist, oder – wie z. B. bei der Pneumonie – das durch den erkrankten Lungenteil fließende Blut überhaupt nicht arterialisiert wird und deshalb das aus den übrigen Lungenteilen kommende sauerstoffgesättigte Blut mit venös gebliebenem gemischt wird. Die Folge dieser Untersättigung des arteriellen Blutes ist auch eine Verschlechterung der Sauerstoffversorgung des Herzens (*relative Koronarinsuffizienz*), die sich natürlich an beiden Herzhälften auswirkt. Bei sehr starken Erweiterungen der rechten Herzkammer kann es auch zu einer *relativen Insuffizienz der Tricuspidalklappe* kommen, analog der relativen Mitralinsuffizienz bei Linksdilatation. Doch ist dies bei alleiniger Behinderung des Lungenkreislaufs selten.

Die Hypertrophie und Dilatation des *rechten* Ventrikels macht sich bei der Untersuchung durch eine **Verbreiterung des Herzstoßes** nach medianwärts bemerkbar, da das erweiterte rechte Herz seine Pulsationen auf alle Interkostalräume überträgt, die über ihm liegen. Bei stärkerer Dilatation wird auch das Rippengewölbe *gehoben*, also der normalerweise „negative" Brustpuls in einen „positiven" (herzsynchronen) umgewandelt. Besonders deutlich ist dies meist an der epigastrischen Pulsation zu fühlen. Besteht *nur* eine Hypertrophie des rechten Herzens, so fehlen die Veränderungen des Herzstoßes und der Brustwandpulsation häufig. Dies ist auch bei stärkerer Dilatation dann zu beobachten, wenn das Herz infolge erheblicher *Lungenblähung* mehr von Lungengewebe überlagert und von der Brustwand abgedrängt wird.

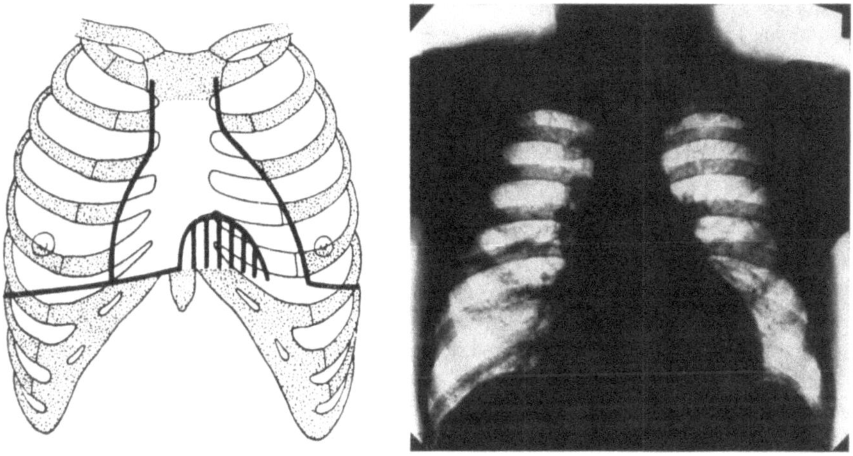

Abb. 38. Perkussionsfigur und Röntgenbild bei Dilatation der rechten Herzkammer

Perkutorisch ist eine *Hypertrophie* des rechten Herzens ebensowenig nachweisbar, wie die des linken Herzens. Ist eine *Dilatation* eingetreten, so findet man eine *Verbreiterung der relativen Herzdämpfung nach rechts,* weil der randbildende rechte Vorhof durch die Erweiterung der Kammer nach rechts verdrängt wird bzw. bei stärkeren Graden diese selbst randbildend wird. Auch die obere Grenze der relativen Herzdämpfung rückt *höher,* weil das Herz durch die Dilatation des rechten Ventrikels gehoben wird. In geringerem Grade wird auch die linke (relative) Herzdämpfung nach lateralwärts verschoben. Die *absolute Herzdämpfung* ist in vielen Fällen vergrößert, da der rechte Ventrikel bei seiner Erweiterung die anliegenden Lungenränder gut zurückdrängen kann (Abb. 38). Man darf nun *keineswegs* erwarten, die eben beschriebenen perkutorischen Veränderungen in *jedem* Fall von länger dauernder Überbelastung des rechten

Herzens zu finden. Oft fehlt eine Verbreiterung der Dämpfungsfiguren völlig, auch wenn eine Dilatation vorhanden ist. Dies rührt daher, daß bei *tiefem Zwerchfellstand*, der bei vielen chronischen Lungenleiden vorhanden ist, das Herz eine mehr hängende Lage einnimmt und dadurch die Perkussionsfigur so gestreckt wird, daß eine Verbreiterung dem Nachweis entgeht. Auch die stärkere *Überlagerung des Herzens bei Lungenblähung* wirkt in diesem Sinne. Außerdem ist bei Behinderung der Strömung im kleinen Kreislauf die Erweiterung des rechten Herzens meist nicht sehr hochgradig. Es treten – wahrscheinlich bedingt durch die Hypoxämie und die damit verbundene relative Koronarinsuffizienz – schon ziemlich frühzeitig Dekompensationserscheinungen, insbesondere eine Leberstauung, auf. In solchen Fällen ist dann bei einer normalen, manchmal sogar verkleinerten Herzdämpfung eine erhebliche *Vergrößerung der Leberdämpfung* festzustellen, die in der Medioklavikularlinie um mehr als Handbreite den Rippenbogen überragt. Dies ist zum Teil durch eine echte Vergrößerung des Organs infolge der Stauung bedingt, zum Teil aber auch durch den Zwerchfelltiefstand hervorgerufen, der die Leber nach abwärts drängt.

Auskultatorisch ist das wichtigste Symptom die *Betonung des zweiten Pulmonaltons*, die uns die Erhöhung des Drucks im kleinen Kreislauf anzeigt. Die Herztöne selbst sind rein und von normaler Lautstärke, soweit nicht eine Lungenblähung die Lautstärke – oft erheblich – herabssetzt. Die physiologische „Spaltung“ des 2. Herztons bei der Einatmung fehlt.

An **Puls** und arteriellem Blutdruck ist neben der Erhöhung der Frequenz oft eine *Verkleinerung der Amplitude* auffällig, die meist durch eine Verringerung des Schlagvolumens bedingt ist. An den Gefäßen des *venösen Systems* fällt schon frühzeitig eine *stärkere Füllung* auf und die Messung ergibt eine Erhöhung des venösen Druckes.

3. Myodegeneratio cordis

Ursprünglich ein pathologisch-anatomischer Begriff, hat sich die Bezeichnung Myodegeneratio cordis vielfach klinisch eingebürgert und umfaßt diejenigen Herzkrankheiten, bei denen das Versagen des Kreislaufs nicht durch Überlastung des Herzens bzw. eines Herzteils aus dem einen oder anderen Grunde, sondern durch primäre Schädigung der Herzmuskulatur selbst verursacht wird. Einerseits handelt es sich dabei um chronisch entzündliche Prozesse (*chronische Myokarditis*) an der Herzmuskulatur, meist als Folge einer chronisch septischen Allgemeinerkrankung, andererseits um degenerative Vorgänge, die fast ausschließlich durch eine Arteriosklerose der Kranzgefäße und dadurch bedingte mangelhafte Blutversorgung des Herzmuskels (*Koronarinsuffizienz*) verursacht sind. Eine strenge *Trennung* nach diesen beiden Ursachen ist klinisch *meist unmöglich*, da die Folgeerscheinungen am Herzen praktisch dieselben sind. Infolge der meist zahlreichen und verstreuten degenerativen oder entzündlichen Herde leidet die Kontraktionsfähigkeit des Muskels in mehr oder minder erheblichem Grade, so daß eine größere Menge Restblut in den Herzhöhlen zurückbleibt und eine *Erweiterung nach allen Seiten* eintritt. Teilweise entwickeln sich wohl auch Hypertrophien in den nicht ergriffenen Bezirken, aber insgesamt resultiert in der Hauptsache ein *schlaffes dilatiertes Herz.* Wird es insuffizient, so können die Zeichen der *Linksinsuffizienz* – also die Lungenstauung – vorherrschen, meist stehen aber die Erscheinungen der *Rechtsinsuffizienz* – Leberstauung, Beinödeme, Aszites – im Vordergrund. Selbstverständlich ist dies nur in fortgeschrittenen Fällen zu beobachten, im Anfangsstadium fehlt in der Regel jede Dilatation, oft auch jedes subjektive Symptom einer Herzerkrankung. Nur durch Aufnahme des **Elektrokardiogramms** läßt sich dann die **Myokardschädigung** nachweisen.

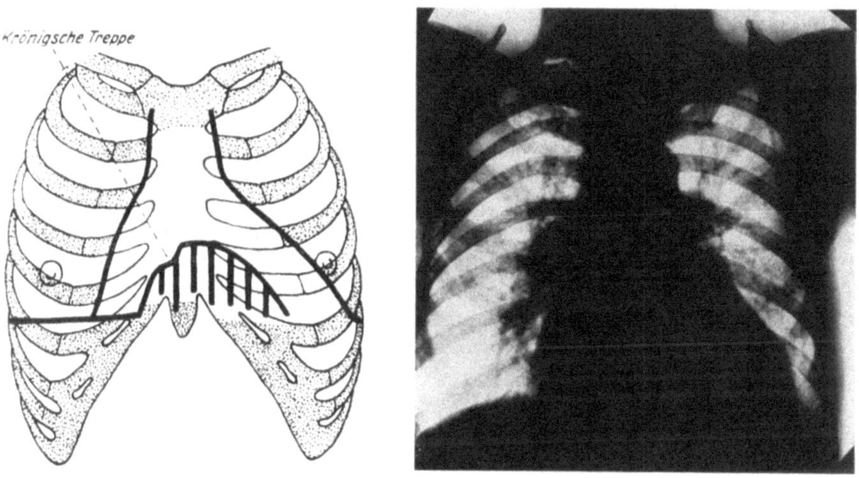

Abb. 39. Dämpfungsfigur und Röntgenbild bei allseitig vergrößertem Herzen

In fortgeschrittenen Fällen ergibt die Untersuchung entsprechend der Erweiterung des Herzens eine *Verlagerung* des **Herzstoßes** nach *links unten* und meist auch eine *Verbreiterung* der interkostalen Pulsationen. Eine Hebung der Brustwand ist gewöhnlich nicht zu beobachten, da die Entleerung des Herzens nicht gegen erhöhte Widerstände erfolgt, und eine ausgeprägte Hypertrophie nicht vorhanden ist.

Bei der **Perkussion** findet sich eine *allseitige Verbreiterung* der *relativen Herzdämpfung,* die häufig besonders in den unteren Partien ihre größte Ausdehnung erreicht. Es entsteht dadurch eine mehr dreieckige Dämpfungsfigur, die das Bild des „Auseinanderfließens" des Herzens ergibt (Abb. 39). Auch die *absolute Herzdämpfung* verbreitert sich, weil infolge der Herzvergrößerung die vorderen Lungenränder auseinandergedrängt werden. Die oft erhebliche Vergrößerung des absoluten Dämpfungsbezirks erstreckt sich ebenfalls nach allen Seiten. Rechts oben kommt dadurch häufig eine stufenförmige Figur, die sogenannte KRÖNIGsche *Treppe*, zustande.

Bei der **Auskultation** stellt man meist reine, mitunter etwas leise oder dumpfe Herztöne fest. Die Veränderung der Lautstärke bzw. des Schallcharakters ist wohl durch die Verringerung der Geschwindigkeit und Intensität der Herzkontraktion zu erklären. Bei beträchtlicher Dilatation kommt es auf dem bereits erwähnten Weg zu einer *relativen Insuffizienz der Mitralklappe* und damit zum Auftreten eines *systolischen Geräusches*. In den Endstadien findet man nicht selten den protodiastolischen Typ des *Galopprhythmus*, der auf das beginnende Versagen des Herzens hinweist.

Der **Puls** ist häufig *klein* und manchmal auch *inäqual*. Bei der Mehrzahl der Kranken ist in späteren Stadien ein *Arrhythmia absoluta* mit oft beträchtlichem *Pulsdefizit* vorhanden. Auch andere Rhythmusstörungen kommen vor, insbesondere gehäufte Extrasystolen bei gleichzeitiger absoluter Arrhythmie. Es sei jedoch darauf hingewiesen, daß eine gewöhnliche *Extrasystolie* – entgegen älteren Vorstellungen – *niemals* für sich allein als Beweis eines Myokardschadens angesehen werden kann. Ist durch myomalazische Herde die Reizleitung von den Vorhöfen zu den Kammern unterbrochen, so schlagen diese in ihrem eigenen, außerordentlich langsamen Rhythmus. Bei einer Pulsfrequenz um oder unter 40 pro Min. ist stets eine derartige *Kammerautomatie* höchst wahrscheinlich. Die feinere Analyse dieser Bradykardie und ebenso komplizierterer Rhythmusstörung hinsichtlich ihrer diagnostischen und prognostischen Bedeutung kann nur durch das *Elektrokardiogramm* geleistet werden.

4. Herzklappenfehler

Erkrankungen der Herzinnenhaut (*Endokarditis*) sind in der Regel an den Herzklappen lokalisiert und führen dort entweder zu Zerstörungen oder Verwachsungen der Klappenränder. Da die *Herzklappen* mechanisch die Aufgabe von *Ventilen* einer Pumpe zu erfüllen haben, müssen die Folgen derartiger krankhafter Prozesse, die in einen Falle eine *Undichtigkeit* (*Insuffizienz*), im anderen eine *Verengerung* (*Stenose*) des Ventilquerschnitts darstellen, zunächst eine Minderleistung des Herzens bedingen. Diese kann jedoch zur Aufrechterhaltung des Kreislaufs durch eine mit Hypertrophie und Dilatation einhergehende bzw. dadurch ermöglichte Mehrarbeit der betroffenen Herzabschnitte wieder ausgeglichen (*kompensiert*) werden. Auf diese Weise entstehen **Änderungen der Herzform**, die zusammen mit den infolge der veränderten Strömung auftretenden **Geräuschen** und evtl. von der Norm abweichenden **Blutdruck- bzw. Pulsbefunden** für den einzelnen Klappenfehler charakteristisch sind und dadurch seine Diagnose gestatten.

Praktisch kommen erworbene Herzklappenfehler als Folgen sog.

„rheumatischer" bezw. „bakterieller" Endokarditis oder der Lues *vorwiegend an den Klappen des linken Herzens* vor. Die Vitien der Mitral- und Aortenklappe stehen deshalb im Vordergrund des Interesses. Die selteneren Klappenfehler des rechten Herzens sind meist angeboren oder relativ durch Erweiterung des Klappenrings bei Herzdilatation zustande gekommen.

Mitralstenose

Die Verwachsung der Mitralklappenränder führt zu einer Verengerung und Erschwerung der Blutströmung vom linken Vorhof in die linke Herzkammer. Sie ist in der Regel rheumatisch verursacht (Erstaffektion um das 10.—12. Lebensjahr). In Kombination mit einem Ventrikelseptumdefekt kommt sie auch angeboren vor (LUTEMBACHER-Syndrom). Mit einer Häufigkeit von 64% steht sie an der Spitze der rheumatischen Herzklappenfehler. Man unterscheidet vier klinische Schweregrade:

I. Physikalischer Befund ohne Beschwerden.
II. Beschwerden nur bei übernormalen Belastungen.
III. Beschwerden bei normalen Belastungen.
IV. Vollkommene Leistungsunfähigkeit.

Die Verengerung kann so hochgradig sein, daß sich oft bei der Operation oder Sektion nur mehr eine knapp bleistiftstarke Öffnung findet.

Zur Überwindung der Stenose muß der Druck im linken Vorhof steigen. Das wird durch eine Hypertrophie und zunächst nur *geringe* Erweiterung des linken Vorhofs erreicht. Diese Erweiterung ist nicht selten so gering, daß sie auch dem röntgenologischen Nachweis mittels Drehdurchleuchtung und Breischluck entgeht. Eine röntgenologisch normale Herzfigur schließt also das Vorliegen einer Mitralstenose nicht aus. Der *Puls ist regelmäßig* und der Kreislauf kann so bei genügender körperlicher Schonung oft lange (etwa 7—10 Jahre) kompensiert bleiben. Steigt jedoch bei einer größeren *körperlichen Anstrengung* oder unter Umständen auch bei *psychischer Erregung* infolge *Entleerung der Blutdepots* die dem rechten Herzen zufließende Blutmenge, so erhöht sich der Druck in den Lungenkapillaren, da das Blut nicht genügend rasch abfließen kann und es kommt zum *Lungenödem*, oft mit besonders starker Blutbeimengung.

Man soll deshalb bei jeder *Hämoptoe* auch an das Vorliegen einer *Mitralstenose denken*. Von dieser Form der Mitralstenose, die wir mit E. EDENS als *Typ I* bezeichnen, ist eine zweite Art (*Typ II*) deutlich zu unterscheiden, die eine sehr starke Vergrößerung des linken Vorhofs, eine Erweiterung des rechten Herzens und infolge der Dehnung des rechten Vorhofs auch schon *frühzeitig* eine *Arrhythmia absoluta* aufweist. Auftreten von Lungenödem ist beim Typ II selten. Diese Besonderheiten des Typus II sind nach E. EDENS damit zu erklären, daß hier neben der Stenose auch eine geringe Insuffizienz der Mitralklappe besteht. Dadurch strömt bei jeder Systole immer etwas Blut in den linken Vorhof zurück und bewirkt dadurch allmählich dessen starke Erweiterung, die sich nach der Gegend des geringsten Widerstandes, also nach rechts und hinten erstreckt.

Die Vergrößerung kann so stark sein, daß durch Schädigung des linken N. recurrens eine Stimmbandlähmung zustande kommt.

Der eben genannte Typ II der Mitralstenose stellt bereits den ersten Übergang zu einem *kombinierten Mitralfehler* dar. Praktisch sind solche Kombinationen sehr häufig. Man findet alle Glieder einer Reihe vertreten, die sich von der reinen Stenose über die vorwiegende Stenose mit Insuffizienz bis zur vorwiegenden Insuffizienz mit Stenose erstreckt. Kreislaufmechanisch überlagern sich in solchen Fällen die Folgen der einzelnen Klappenstörung und ebenso tritt diagnostisch eine Mischung der verschiedenen Symptome auf.

Die Mitralstenose ist zweifellos der häufigste Klappenfehler, wenn man diese Kombination mit der Mitralinsuffizienz einbezieht. Dabei dürften die „reinen" Stenosen auf etwa 20 bis 25% der Gesamtzahl zu veranschlagen sein. Ihre praktische Bedeutung ist besonders groß, da die Diagnose in der Regel nicht mehr Hilfsmittel als das Stethoskop erfordert und die *operative Therapie* (Kommissurotomie) bei rechtzeitiger Erkennung zu sehr befriedigenden Dauerresultaten führt.

Das weibliche Geschlecht überwiegt. Am *Aussehen* der Kranken ist eine bläulich-rote Verfärbung der Wangen (Mitralbäckchen) oft recht charakteristisch.

Beim **Typ I** der Mitralstenose ergibt die Untersuchung *keine* Veränderung des **Herzstoßes** und der Brustwandpulsation. Auch beim **Typ II** ist der Herzstoß an *normaler* Stelle zu finden, da die *linke Herzkammer keine* Vergrößerung zeigt, in manchen Fällen sogar infolge Verminderung der zufließenden Blutmenge *atrophisch* gefunden wird. Erst die Erweiterung und Hypertrophie der *rechten Herzkammer* beim Typ II führt zu einer *Verbreiterung* des Herzstoßes und zur *Hebung* der Brustwand. Aus der rechten Herzkammer überwunden und somit der Klappenfehler demselben Grunde ist auch häufig die epigastrische Pulsation sehr ausgeprägt.

Bei der **Perkussion** ist die *Ausfüllung der Herztaille* an der relativen Dämpfungsfigur meist nachweisbar. Bei *Erweiterung* des *rechten Ventrikels* wird die Grenze besonders nach rechts und oben verbreitert, nur bei stärkeren Graden wird auch der linke Ventrikel zur Seite gedrängt und damit die relative Herzdämpfung auch nach links vergrößert. Doch erfolgt die Vergrößerung nach links immer in geringerem Grade als bei der Mitralinsuffizienz, bei der auch der linke Ventrikel dilatiert ist. Liegt ein *kombiniertes Mitralvitium* vor, so ergibt sich meist die allseitig erweiterte Form des *Cor bovinum*. Die *absolute Herzdämpfung* ist erst bei erheblicher Erweiterung des Herzens und dann besonders nach rechts verbreitert.

Bei der **Auskultation** ergibt sich ein *Geräusch*, das in die *Diastole* des Herzens fällt, da in dieser Herzphase das Blut durch das verengerte Ostium strömt. Meist ist dieses diastolische Geräusch kurz vor dem Beginn der Kammersystole, also *präsystolisch* zu hören und schließt in steigender Intensität (*Crescendogeräusch*) mit dem ersten Ton ab. Die Ursache dafür ist die Vorhofskontraktion, die kurz vor der Kammersystole einsetzend, die Strömungsgeschwindigkeit der diastolischen Füllung erhöht. Das präsystolische Geräusch entfällt also mit dem Auftreten einer absoluten Arrhythmie (Vorhofflimmern). In diesem Geräusch sind auch langsamere Frequenzen in ziemlicher Stärke enthalten, so daß es oft als „Katzenschnurren" in der Gegend der Herzspitze *gefühlt* werden kann. Seltener ist das diastolische Geräusch im Bereich der ganzen Diastole zu hören. Es beginnt dann meist im Anschluß an den zweiten Ton und nimmt von da langsam an Stärke ab (Decrescendo). Manchmal findet sich auch ein gießendes diastolisches Geräusch links vom Sternum

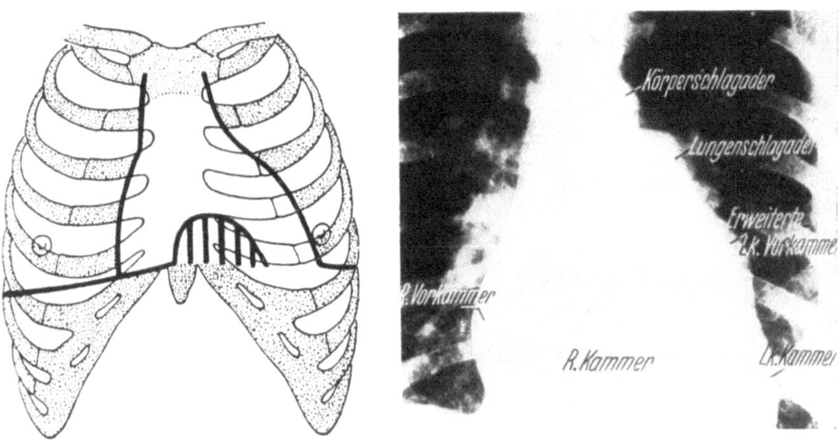

Abb. 40. Perkussionsfigur und Röntgenbild bei Mitralstenose

(Graham-Steel-Geräusch), ähnlich, aber viel leiser und wechselnder als bei der Aorteninsuffizienz (s. dort). Es entsteht durch eine relative Insuffizienz der Pulmonalklappen. Diese ist durch die Drucksteigerung und dadurch verursachte Ausweitung der Lungenschlagader (Abb. 40) bei Mitralstenose hervorgerufen. Die Orte der größten Lautstärke sind dieselben wie bei der Mitralinsuffizienz, also an der Herzspitze und in der Gegend des Pulmonalostiums. Bei sehr starker Stenosierung des Mitralostiums kann ein *Geräusch überhaupt fehlen*, da die verringerte Strömungsgeschwindigkeit zu seiner Erzeugung nicht ausreicht. (Stumme Mitralstenose). Eine kurze körperliche Belastung, die man nie versäumen sollte (!), bringt es allerdings dann häufig – wenn auch nur für einige Schläge – in der *Spitzenregion* evtl. bei linker Seitenlage zu Gehör. Der *erste Herzton* ist bei Mitralstenose oft besonders laut, so daß er als *„paukend"* bezeichnet wird. Wahrscheinlich ist dies damit zu erklären, daß sich der linke Ventrikel über der verringerten Blutfüllung außergewöhnlich rasch kontrahiert und dadurch sehr kräftige Schwingungen zustande kommen. Der *zweite Ton* ist entsprechend der Druckerhöhung in der A. pulmonalis *akzentuiert* und bei etwa zwei Drittel der Fälle gespalten (Mitralöffnungston). Dieser oft mit dem Stethoskop, gelegentlich nur mit der Schallschreibung (Phonokardiographie) zu treffenden Feststellung kommt für die Diagnose der Mitralstenose eine besondere Bedeutung zu. Jeder bei der Auskultation zu Gehör kommende „Dreierrhythmus" muß zur Suche nach weiteren Zeichen der Mitralstenose veranlassen! Abb. 41 zeigt die erwähnten Schallphänomene in deutlicher Ausprägung. Bei *Kombination mit Mitralinsuffizienz* ist neben den eben geschilderten Schallerscheinungen auch noch ein *systolisches Geräusch* vorhanden.

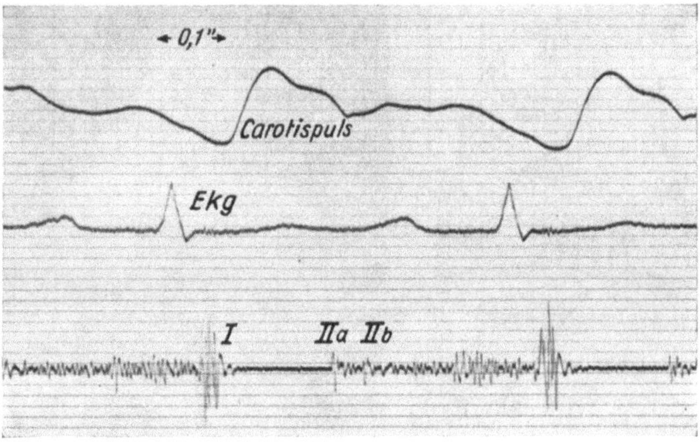

Abb. 41. Schallbild einer Mitralstenose. Lauter 1. Ton, reine Systole, 0,07 Sek. nach dem 2. Ton (IIa) Mitralöffnungston (IIb), leises diastolisches Geräusch mit präsystolischem Crescendo

Der **Puls** ist bei der Mitralstenose meist *klein* und die Blutdruckamplitude niedrig, da die Füllung der linken Herzkammer und damit das Schlagvolumen gering ist. Das oft frühzeitige Auftreten einer *absoluten Arrhythmie* wurde bereits erwähnt.

Mitralinsuffizienz

Die Mitralklappe schließt im gesunden Zustand während der Anspannungs- und Austreibungszeit die linke Herzkammer vom linken Vorhof ab. Ist sie schlußunfähig geworden, so wird in der Systole ein Teil des Blutes, das in die Aorta gelangen sollte, wieder in den linken Vorhof zurückgepreßt. Bei der folgenden Vorhofkontraktion gelangt dieses Blut wieder in die Herzkammer und strömt bei der Kammersystole durch das undichte Ventil erneut in den Vorhof zurück. Es wird also stets ein gewisses Quantum Blut, dessen Größe von dem Grad des Klappendefektes abhängt, nutzlos zwischen Vorhof und Kammer hin- und hergeschoben, vermehrt die Füllung und vergrößert die Arbeit dieser beiden Herzabschnitte. Es kommt deshalb *zunächst* zu einer *Hypertrophie* und dann zu einer *Dilatation der linken Herzvorkammer und Kammer.*

In *späteren Stadien* entwickelt sich dann auch eine Hypertrophie und Dilatation der *rechten* Herzkammer evtl. mit relativer Tricuspidalinsuffizienz (s. dort) und wenn die vermehrte Muskelarbeit des Herzens den Klappenfehler nicht mehr zu kompensieren vermag, treten als „*Dekompensationserscheinungen*" Leberschwellung, Beinödeme, evtl. Hydrothorax und Aszites auf, die wir als Zeichen der Rechtsinsuffizienz bereits kennengelernt haben. Man hat diese Tatsache damit erklärt, daß der muskelschwache linke Vorhof die durch den Klappenfehler bedingte Mehrarbeit nicht leisten kann und dadurch eine Rückstauung in den Lungenkreislauf eintritt. Diese wird dann von der kräftigeren Muskulatur *durch den Lungenkreislauf hindurch* kompensiert. Im Gegensatz zur Mitralstenose kommt es dabei aber nicht zur pulmonalen Hypertension.

Erwähnt sei noch, daß die Mitralinsuffizienz je nach dem Grade des Klappendefektes oft Jahre lang kompensiert bleiben kann, also dem Träger keine oder nur geringe Beschwerden zu machen braucht. Im Durchschnitt tritt eine Dekompensation etwa 5 Jahre nach Auftreten der ersten Beschwerden ein. Kommt es zur Dekompensation, so läßt sich diese das erste Mal durch Digitalis oder Strophanthin oft überraschend leicht beseitigen. Bei öfteren Wiederholungen wird die Therapie dann zunehmend schwieriger, bis zuletzt mit keinem Mittel mehr Kompensation zu erreichen ist. Man darf festhalten, daß eine Mitralinsuffizienz nach dem ersten Auftreten von Herzinsuffizienzerscheinungen bei geeigneter Therapie noch lange eine genügende Leistungsfähigkeit des Kreislaufs aufweisen kann.

Entgegen früheren Ansichten hat sich erwiesen, daß eine *reine* Mitralinsuffizienz relativ selten vorkommt. Als Folge einer Endokarditis wird sie als erste Manifestation ohne freies Intervall bei Kindern beobachtet, bei Erwachsenen kaum jemals. Meist handelt es sich um relative Mitralinsuffizienzen, die durch Ausweitung des Ansatzringes entstehen (s. u.).

Bei der Untersuchung können erst dann Veränderungen des **Herzstoßes** deutlich bemerkbar sein, wenn außer der Hypertrophie auch eine Erweiterung des linken und später des rechten Herzens eingetreten ist. Entsprechend der Erweiterung der linken Kammer ist er nach *links* und *unten* verlagert und in ausgeprägten Fällen oft im 6. oder 7. Interkostalraum in der vorderen Axillarlinie fühlbar. Meist sind die interkostalen Pulsationen über einem großen Teil der vorderen Herzfläche sicht- und fühlbar, der Herzstoß also *verbreitert*, da das erweiterte rechte Herz der Brustwand in breiter Ausdehnung anliegt. Die Vergrößerung des Herzens und die Hypertrophie seiner Muskulatur bedingt auch einen deutlich *hebenden* Charakter der Brustwandpulsation.

Perkutorisch ist die *relative Herzdämpfung* nach *links verbreitert* (exzentrische Linkshypertrophie) *und* infolge der Dilatation des linken Vorhofs und der Erweiterung der Lungenschlagader infolge Druckerhöhung der *Winkel zwischen Herz-* und *Gefäßbanddämpfung* (*„Herztaille“*) links oben *ausgefüllt* (Abb. 42). Erweitert sich in späteren Stadien auch der *rechte Ventrikel* und der *rechte Vorhof*, so wird die Dämpfungsfigur aus den bereits früher dargelegten Gründen nach oben und besonders nach rechts vergrößert. Die so allseitig vergrößerte und oft als *„Cor bovinum“* bezeichnete Herzfigur ist mitunter nach Form und Größe von den bei

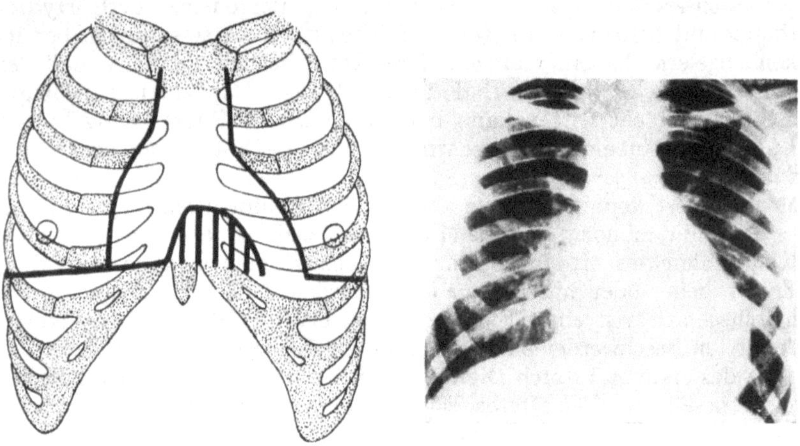

Abb. 42. Perkussionsfigur und Röntgenbild bei Mitralinsuffizienz

Myodegeneratio erhaltenen Bildern (Abb. 39) kaum zu unterscheiden. Dagegen ist die zu Beginn oft allein nachweisbare Ausfüllung der Herztaille ziemlich charakteristisch für ein Mitralvitium, so daß man in solchen Fällen von *„mitraler Konfiguration“* der Herzfigur spricht.

Die *absolute Herzdämpfung* ist in den Anfangsstadien meist nur gering verbreitert, erst wenn die Herzvergrößerung erheblichere Grade erreicht, weichen auch die Lungenränder stärker auseinander. Ebenso wie bei der Myodegeneratio cordis kann es dann mit der Verbreiterung nach rechts auch zur Ausbildung der KRÖNIGschen *Treppe* kommen.

Bei der **Auskultation** hört man ein systolisches Geräusch, das beim anormalen Durchtritt des Blutes durch die insuffiziente Mitralklappe während der Systole entsteht. Abb. 43 zeigt das Schallbild des Geräusches, das in der Regel die ganze Systole (holosystolisches Geräusch) andauert und einen weichen Charakter aufweist. Die größte Lautstärke des Geräusches findet sich in der Regel an der Herzspitze, doch ist es aus früher erörterten Gründen häufig auch an der Auskultationsstelle der A. pulmonalis gut zu hören. Meist ist der der erste Herzton deutlich von dem Geräusch zu unterscheiden, manchmal wird er jedoch von diesem überdeckt. Der zweite Herzton ist in Spätstadien über der Pulmonalis lauter als über der Aorta ($A_2 < P_2$). Oft ist die Akzentuation so stark, daß man vom *Zuschlagen einer Tür* spricht und sogar gelegentlich am Ende der Systole einen Ruck der Brustwandpulsation fühlt. Doch kommt dies bei *reinen* Mitralinsuffizienzen selten vor. Fast regelmäßig findet sich ein dritter Herzton.

Der *Auskultationsbefund eines systolischen Geräusches* mit dem Maximum über der Herzspitze ist für sich allein *kein Beweis* für das Vorliegen einer Mitralinsuffizienz. Bei Kindern hört man fast regelmäßig systolische Geräusche. Jugendliche Sportsleute mit ganz gesundem Herzen haben nicht selten denselben Befund. Wie bereits erwähnt, bezeichnet man solche Geräusche, die bei völlig intakten Klappen auftreten, als akzidentell und hat ihnen keinerlei krankhafte Bedeutung zuzuschreiben.

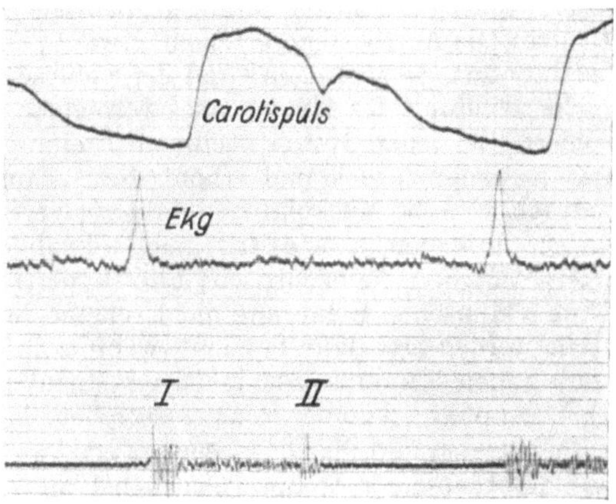

Abb. 43. Herzschallbild (unterste Kurve) einer Mitralinsuffizienz. Zwischen 1. Ton und 2. Ton ist das systolische Geräusch zu sehen, während die Kurve zwischen 2. und 1. Ton (Diastole) völlig ruhig ist

Sie können infolge Veränderung der Strömungsgeschwindigkeit oder der Zusammensetzung des Blutes (Anämie), oft auch bei besonderer Schwingungsfähigkeit der Gefäßwände entstehen und sind meist *am lautesten* über dem *Ostium pulmonale* zu hören. Ihr Charakter ist in der Regel weicher, als der der „organischen" Geräusche, doch ist dies kein sicheres Unterscheidungsmerkmal. Eine Mitralinsuffizienz darf also erst dann diagnostiziert werden, wenn die beschriebene Veränderung der Herzkonfiguration nachgewiesen werden kann. Die rotierende Röntgendurchleuchtung mit Breifüllung des Ösophagus zum leichteren Nachweis der Vorhofvergrößerung erlaubt oft eine Entscheidung. Solange noch keine Dilatation besteht, wird man die Frage, ob es sich um ein akzidentelles Geräusch handelt oder ob ein organischer Klappenfehler besteht, häufig offen lassen müssen. Die weitere Beobachtung wird dann früher oder später doch ein endgültiges Urteil erlauben.

Bei starken Erweiterungen des linken Herzens, wie sie im Verlauf der Hochdruckerkrankungen, der Myodegeratio cordis und der Aortenklappenfehler auftritt, kommt es – wie dort schon ausgeführt wurde – nicht selten zu einer *relativen Mitralinsuffizienz.* Der Befund und die Folgen für den Kreislauf sind genau so, wie bei einer „organischen" Schlußunfähigkeit der Klappe.

Puls und **Blutdruck** zeigen bei geringeren Graden und in der ersten Zeit keine Abweichungen von der Norm. Später wird der Puls kleiner und meist infolge Vorhofflimmern (Arrhythmia absoluta) völlig unregelmäßig.

Aortenstenose

Eine reine Verengerung des Aortenostiums ist häufiger, als man früher angenommen hatte. Die Aortenstenose macht etwa $\frac{1}{4}$ aller rheumatischen Klappenfehler aus. Je nach dem Grad der Stenose muß der linke Ventrikel zur Überwindung des Hindernisses vermehrte Arbeit leisten und hypertrophiert. Bei jeder Systole bleibt auch eine größere Menge Restblut in der Kammer zurück und erhöht die Anfangsfüllung und -spannung. Dadurch wird die Muskulatur in die Lage versetzt, die erforderliche Mehrarbeit zu leisten, aber es tritt auch allmählich eine Erweiterung des linken Ventrikels (konzentrische Linkshypertrophie) ein, die allerdings nach der klinischen Erfahrung nicht sehr hochgradig ist. Die anderen Herzteile werden erst dann beteiligt, wenn es infolge stärkerer Erweiterung der linken Kammer zur relativen Mitralinsuffizienz gekommen ist. Das Symptomenbild der Rechtsinsuffizienz kann dann ganz in den Vordergrund treten und die Diagnose sehr erschweren.

Ebenso wie eine Stenose der Atemwege zunächst zur Verlangsamung und Vertiefung der Atmung führt, weil auf diese Weise sich die Verengerung funktionell am wenigsten auswirken kann, ist auch bei der Aortenstenose die *Schlagfrequenz des Herzens herabgesetzt.* Da die arterielle Durchblutung bei stärkerer Stenose herabgesetzt wird, sind die Kranken oft auffallend *blaß* und *neigen zu Ohnmachten.*

Herzinsuffizienzerscheinungen als Ausdruck der Dekompensation treten meist relativ *spät* auf und sind dann oft nur mehr für kurze Zeit oder überhaupt nicht zu beheben. Die Kranken sind im Durchschnitt 10—30 Jahre beschwerdefrei und in dieser Zeit nicht selten schwersten körperlichen Belastungen gewachsen.

Entsprechend der Erweiterung des linken Ventrikels ist der **Herzstoß** nach *links unten verlagert* und in dieser Gegend auch deutlich *verbreitert.* Die Hypertrophie und Dilatation der linken Kammer bewirkt auch eine kräftige *Hebung* der Brustwand.

Perkutorisch ist der Bogen der *relativen Dämpfungsfigur* nach *links und unten verbreitert.* Es ergibt sich eine ausgesprochene *Aorten-*

konfiguration der Herzform, die allerdings selten sehr erhebliche Grade der Dilatation erreicht. Auch die *absolute Herzdämpfung* ist in späteren Stadien nach *links* verbreitert.

Bei der **Auskultation** ist über allen Ostien, häufig sogar am ganzen Brustkorb, ein lautes *„sägendes" systolisches Geräusch* zu hören. Es hat seine größte Lautstärke an der Herzbasis, besonders am Brustbein in Höhe des Ansatzes der dritten Rippe und *pflanzt sich in die A. carotis* fort. Dort ist es auch meist als „Schwirren" zu fühlen, da es aus relativ langsamen und kräftigen Schwingungen besteht. Phonokardiographisch weist das Geräusch Spindelform auf. Der *erste Herzton* zeigt infolge der verlangsamten Kontraktion nur geringe Intensität und *verschwindet* oft völlig. Ist er zu hören, so kann man — oft allerdings nur durch die Aufzeichnung — feststellen, daß er etwas früher als das Geräusch einsetzt. Auch der *zweite Herzton* ist *sehr leise* und häufig nicht wahrnehm-

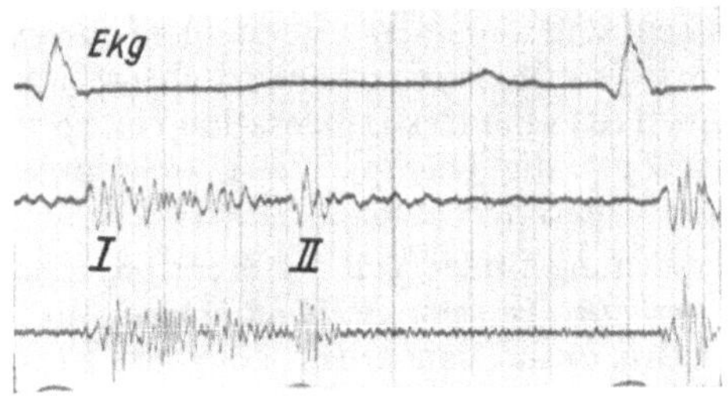

Abb. 44. Herzschallbild (mittlere Kurve „tiefe" Abstimmung, untere Kurve „höhere" Abstimmung) einer Aortenstenose. Der Beginn des Geräusches nach dem 1. Ton und die spindelförmige Gestalt der Geräuschkurve sind gut zu erkennen. Der erste und zweite Ton sind in diesem — durch Obduktion gesicherten — Fall ausnahmsweise noch relativ laut (großer Ausschlag)

bar, weil die Füllung der Aorta nur gering ist. Läßt er sich nachweisen, so besteht häufig eine „umgekehrte Spaltung" des zweiten Herztons, die bei der Einatmung enger wird oder ganz verschwindet (Abb. 44). In vielen Fällen ist auch ein „Click" hörbar.

Der **Puls** ist aus den bereits erwähnten Gründen bei der Aortenstenose *langsam*. Da die Füllung des Arteriensystems durch das Hindernis nur zögernd und mangelhaft erfolgt, fühlt man deutlich einen *verlangsamten Druckanstieg* bei *geringer Größe* des Pulses (*P. tardus et parvus*). Entsprechend ist auch der systolische *Blutdruck* niedrig und die Blutdruckamplitude klein.

Aorteninsuffizienz

Eine ungenügende Schlußfähigkeit der Aortenklappen wird sowohl auf dem Boden der „rheumatischen" Endokarditis, als auch der Lues beobachtet. Während früher die letztere Ursache weitaus überwiegend für die Entstehung der Klappenerkrankung anzuschuldigen war, beträgt das Verhältnis jetzt etwa 70% zu 20%.

Beim gesunden Herzen verhindert der Schluß der Aortensegel in der Diastole das Zurückströmen des in der Aorta unter Druck stehenden Blutes in den erschlafften Ventrikel. Sind die Klappen insuffizient geworden, so strömt je nach dem Ausmaße des Defektes eine gewisse Menge Blut rückläufig in die Kammer und addiert sich zu der aus dem Vorhof kommenden Füllungsmenge. Das Schlagvolumen wird also um ein gewisses Quantum Pendelblut vermehrt und dadurch die Arbeit des muskelkräftigen linken Herzens vergrößert. Die – wenn auch nur geringfügig – vermehrte Anfangsfüllung und -spannung ergibt zugleich die Möglichkeit der Kompensation. So wird der linke Ventrikel im Lauf von Jahren und Jahrzehnten zwar immer mehr erweitert, aber der Kreislauf bleibt dabei völlig kompensiert und die Kranken fühlen sich jeder, *auch der stärksten körperlichen Beanspruchung gewachsen*, ohne häufig überhaupt zu wissen, daß sie einen „Herzfehler" haben. Man kann bei rheumatischer Aorteninsuffizienz mit einer Lebenserwartung von 20 bis 30 Jahren rechnen. Tritt eine Dekompensation ein, so sind alle Reservekräfte bereits erschöpft, die Therapie führt — wenn überhaupt — nur mehr zu einem kurzdauernden Erfolg.

Bei der Untersuchung findet sich der **Herzstoß** erheblich nach *links außen und unten verlagert, ist verbreitert und hebend.* Mit jeder Herzaktion wird nicht nur die Brustwand, sondern oft der ganze Körper erschüttert[1]).

Die **Perkussion** ergibt häufig eine *enorme Verbreiterung* der *relativen Herzdämpfung* nach *links außen und unten* (Abb. 37). Das Herz ist *„aortenkonfiguriert"*. Beim Auftreten einer *relativen Mitralinsuffizienz*, die bei der starken Erweiterung der linken Kammer keine Seltenheit darstellt, kann auch eine angedeutete Ausfüllung der Herztaille und eine Verbreiterung nach rechts zustande kommen. Gegenüber der starken Linksdilatation sind jedoch diese Veränderungen in der Regel relativ geringfügig, so daß die charakteristische „Schuhform" des Herzens bestehen bleibt. Die *absolute Herzdämpfung* ist ebenfalls nach links verbreitert.

Die **Auskultation** (Abb. 45) ergibt ein *diastolisches Geräusch*, das beim Zurückströmen des Blutes durch die schlußunfähige Aortenklappe entsteht. Der Charakter des Geräusches wird meist als *„gießend"* beschrieben. Es ist nicht nur an der Auskultationsstelle der Aorta, sondern häufig über dem Sternum in Höhe der dritten Rippe besonders laut zu hören. Dem Rückstrom folgend ist das Geräusch auch über der Herzspitze nachweisbar. Auch in die *Carotis* pflanzt es sich fort. Sehr oft ist neben dem diastolischen auch ein *systolisches Geräusch* wahrnehmbar, ohne daß entsprechende Symptome am Puls, Blutdruck usw. für das

[1]) Dies ist zum Teil durch Beschleunigungskräfte (Rückstoß) des vergrößerten Schlagvolumens zu erklären.

gleichzeitige Bestehen einer Aortenstenose sprechen würden. Diese sehr häufige Kombination von systolischem und diastolischem Geräusch bei Aorteninsuffizienz wird auch als *Hin- und Hergeräusch* bezeichnet. Der systolische Anteil ist zum Teil durch die Rauhigkeit und Starrheit der Aortenklappen zu erklären, hauptsächlich kommt er aber auch ohne diese dadurch zustande, daß die normale Weite des Aortenostiums relativ zu dem erheblich erweiterten linken Ventrikel zu klein ist und dadurch eine Einengung des Strömungsquerschnitts darstellt.

Der zweite Herzton kann bei der Aorteninsuffizienz in normaler Stärke hörbar sein. Meist ist er jedoch sehr leise. In manchen Fällen findet sich ein diastolisches Geräusch über der Herzspitze (AUSTIN-FLINT-Geäusch), das sich nicht von dem einer Mitralstenose unterscheiden läßt.

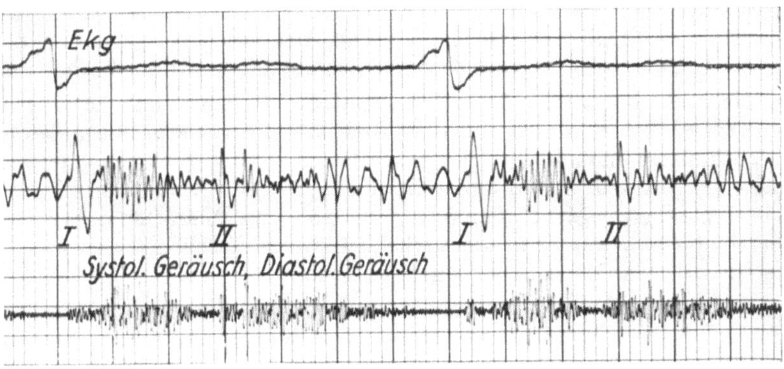

Abb. 45. Herzschallbild (mittlere Kurve „tiefe" Abstimmung, untere Kurve „höhere" Abstimmung) einer Aorteninsuffizienz. Das systolische und diastolische Hin- und Hergeräusch ist sehr gut ausgeprägt

Der **Puls** zeigt einen raschen, *„schnellenden"* Druckanstieg und ist der Erhöhung des Schlagvolumens entsprechend groß. Da der Druckanstieg sehr rasch erfolgt und infolge des Klappendefektes von einem ebenso rapiden Drucksturz gefolgt ist, kommt es zu starken Füllungsschwankungen der Kapillaren, die als *Kapillarpuls* sichtbar werden. Am besten kann man diesen beobachten, wenn man einen leichten Druck auf den Fingernagel des Kranken ausübt oder eine Hautstelle rot reibt. Die Vergrößerung der Pulsamplitude läßt auch über den entfernteren *großen Arterien* (Femoralis, Brachialis) einen den Herztönen entsprechenden *Doppelton* wahrnehmbar werden. Es handelt sich dabei um die höheren Schwingungskomponenten des Pulses, die bei normaler Pulsgröße nur in den herznahen Arterien (Carotis) die Hörschwelle überschreiten. Drückt man bei der Auskultation das Stethoskop etwas stärker ein, so hört man ein Doppelgeräusch (*Durosiez*). Der *Blutdruck* ist infolge der Schlagvolumenvergrößerung *systolisch erhöht* und infolge der Klappeninsuffizienz

(Kurzschluß) *diastolisch stark erniedrigt.* Der Klappenfehler läßt die elastische Speicherwirkung der Aorta kaum zur Geltung kommen, so daß sich die Druckverhältnisse ähnlich wie bei starren Gefäßrohren gestalten (Abb. 27) und eine erhebliche Vergrößerung der Amplitude resultiert. An den Beinen ist der systolische Blutdruck überhöht (HILLsches Phänomen).

Erwähnt sei noch, daß Aorten- und Mitralfehler nicht selten *kombiniert* vorkommen. Insbesondere kommt es häufig im Verlauf einer Endokarditis zu einer gleichzeitigen *Aorteninsuffizienz* mit kombiniertem Mitralfehler.

Tricuspidalinsuffizienz

Von den selten vorkommenden Klappenfehlern des rechten Herzens ist am wichtigsten die Tricuspidalinsuffizienz, da sie als relative Insuffizienz infolge starker Erweiterung des rechten Herzens, wie wir sie besonders bei Mitralfehlern sehen, öfter auftritt. Auch bei der LIBMANN-SACHS-Endokarditis und beim Dünndarmkarzinoid wird sie beobachtet.

Mechanisch gelten bei der Tricuspidalinsuffizienz ähnliche Überlegungen, wie wir sie bei der Mitralinsuffizienz kennen gelernt haben. Durch die Schlußunfähigkeit der Klappe wird eine gewisse Blutmenge nutzlos zwischen rechtem Vorhof und rechter Kammer hin- und hergeschoben. Die Mehrarbeit verursacht eine Hypertrophie und Dilatation der rechten Herzhälfte bzw. verstärkt diese erheblich, wenn sie schon vorher aus anderen Gründen (Mitralfehler) eingetreten war.

Die Druckschwankungen des Kammerinhalts, die durch die Schlußunfähigkeit des Ventils auch auf die Vorkammer übertragen werden, pflanzen sich von da aus auch auf die zuführenden Venenstämme fort. So kommt es zum hervorstechendsten Symptom der Tricuspidalinsuffizienz, zum **positiven Venenpuls.** Man beobachtet ihn am deutlichsten an der V. jugularis, die in solchen Fällen oft als fingerdicker geschlängelter Strang synchron mit der Herzsystole pulsiert. Im Beginn erstreckt sich die Pulsation nur bis zu der über dem Schlüsselbein gelegenen Venenklappe (*Bulbuspuls*), bald wird aber diese insuffizient und der Venenpuls ist dann bis zum proc. mastoideus sichtbar. Ebenso wie an der V. jugularis läßt sich die Übertragung des Kammerdrucks auf das Venensystem auch an einer *herzsynchronen Pulsation der Leber* feststellen.

Perkutorisch ist eine sehr erhebliche *Vergrößerung* der relativen und absoluten *Herzdämpfung* nach rechts für die Tricuspidalinsuffizienz charakteristisch.

Auskultatorisch ist ein *systolisches Geräusch* zu hören, das seine *größte Lautstärke rechts neben dem Brustbein* in Höhe des Ansatzes der 5. Rippe aufweist. Wenn diese Maxima der Lautstärke auch in der Regel nicht sehr scharf sind, so kann das Geräusch dadurch doch häufig von einem systolisches Mitralgeräusch abgegrenzt werden. Gewöhnlich findet sich in dritter Herzton.

Tricuspidalstenose

Kommt nur in Verbindung mit einem Mitralvitium, meist auch einem zusätzlichen Aortenvitium vor. Die Herzfigur zeigt eine extreme Erweiterung des rechten Vorhofs. Auskultatorisch ist über der Tricuspidalis ein präsystolisches Crescendo- und diastolisches Descrescendogeräusch feststellbar, die bei Einatmung lauter werden. Der Puls ist klein und weich. Es besteht eine periphere Zyanose und Einflußstauung mit Leberpulsation.

Angeborene Herzfehler

Die vorstehend besprochenen *erworbenen* Herzfehler betreffen fast ausschließlich das *linke* Herz, also Mitralis und Aorta. Die *kongenitalen* Herzfehler stellen praktisch überwiegend eine besondere Belastung für das *rechte* Herz dar. Ätiologisch stehen Entwicklungshemmungen, oft mit dominanter Vererbung, an erster Stelle. Die Häufigkeit des Vorkommens läßt sich am sichersten aus Sektionsstatistiken abschätzen, nach denen in etwa 3 bis 6% aller Kindersektionen angeborene Herzfehler gefunden wurden. Dank der Fortschritte der Chirurgie lassen sich jetzt mehrere dieser Fehlbildungen operativ korrigieren. In vielen Fällen kann damit eine erhebliche Besserung, wenn nicht Normalisierung der körperlichen Leistungsfähigkeit und eine Besserung der Lebenserwartung erzielt werden. Es ist daher Aufgabe der internistischen Diagnostik, aus der Vielfalt der vorkommenden Mißbildungen die operablen herauszufinden und in Zusammenarbeit mit dem Chirurgen die Indikation zur Operation zu stellen. *Perkussion, Auskultation* und *Blutdruckmessung* stellen dabei die unentbehrlichen Grundlagen für eine Differenzierung dar. Mit Zuhilfenahme der *Röntgendurchleuchtung* bei fließender Drehung des Patienten und der Bestimmung der *Kreislaufzeit* durch Einspritzung von Äther-Decholin oder photoelektrischer Aufzeichnung von Verdünnungskurven eines eingespritzten Farbstoffs läßt sich mit diesen Untersuchungsmethoden allein schon gelegentlich eine genügend sicher Diagnose stellen. In den meisten Fällen ist allerdings zur Ergänzung die Einführung eines dünnen Katheters durch die linke Armvene in das rechte Herz, die A. pulmonalis und evtl. durch Septum-

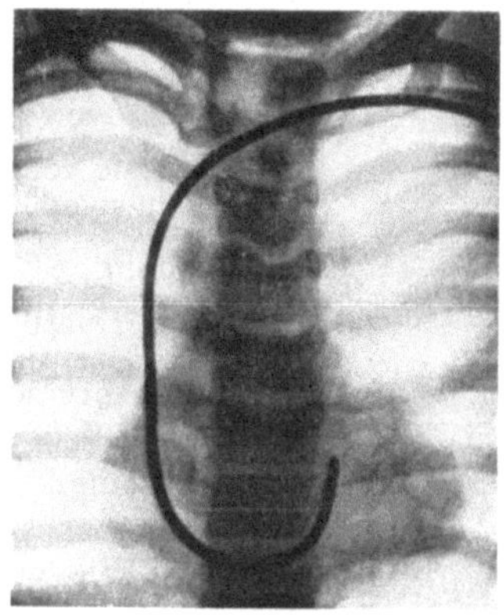

Abb. 46. Der Herzkatheter (Rö.-Bild) ist von der linken Armvene durch den rechten Vorhof in die rechte Herzkammer vorgeschoben und liegt mit der Spitze am Eingang der Lungenschlagader

defekte in das linke Herz (*Herzkatheterismus*) erforderlich (Abb. 46). Diese zuerst von FORSSMANN ausgeführte Methode ist relativ ungefährlich und ermöglicht die Feststellung der verschiedenen Sauerstoffsättigung des Blutes in den genannten Herzabschnitten sowie eine Messung des Blutdruckes in diesen Abschnitten durch Registrierung. Die Aufzeichnung der Herztöne bzw. -Geräusche (Phonokardiographie), manchmal auch das Elektrokardiogramm kann weitere wichtige Hinweise erbringen. Die röntgenologische Darstellung der einzelnen Herzhöhlen im zeitlichen Ablauf der Füllung kann durch Serienaufnahmen nach Einspritzung hoch konzentrierter Jodlösungen erreicht werden (Angiokardiographie) (Abb. 47). Diese Methode erfordert aber eine Vollnarkose des Kranken und ein gut eingearbeitetes Arbeitsteam.

Die folgende Tabelle gibt eine Einteilung der praktisch wichtigsten kongenitalen Herzfehler. Die *Reihenfolge* entspricht auch ungefähr der *Häufigkeit des Vorkommens.*

I. Mit Verbindung (Shunt) zwischen arterieller und venöser Blutbahn: Stromrichtung von rechts nach links:

1. Tetralogie von Fallot
2. Eisenmenger Komplex

} *Mit* Zyanose

II. Mit Verbindung: Stromrichtung von links nach rechts:

1. Offener Ductus Botalli
2. Ventrikelseptumdefekt
3. Vorhofseptumdefekt
4. Falsch einmündende Lungenvenen

III. Ohne Verbindung:

1. Isthmusstenose der Aorta
2. Reine Pulmonalstenose

} *Ohne* Zyanose (II. und III.)

Die **Tetralogie von Fallot** ist durch eine Pulmonalstenose mit Hypertrophie des rechten Ventrikels, einen hohen Ventrikelseptumdefekt und eine Verschiebung der Aortenbasis von links nach rechts (Dextroposition) charakterisiert. Die wichtigsten hämodynamischen Folgen dieser Mißbildung sind eine Unterdurchblutung der Lungen und das Einströmen von Blut aus beiden Herzhälften in die Aorta, die über dem hohen Septumdefekt reitet.

Die wichtigsten klinischen Symptome sind vor allem eine sehr frühzeitig auftretende Zyanose, Trommelschlegelfinger und eine Polyzythämie. Schon geringe Anstrengungen führen zu erheblicher Dyspnoe. Die Kinder bevorzugen häufig eine Hockerstellung.

Perkutorisch findet sich eine Holzschuhform des Herzens mit angehobener Spitze ohne erhebliche Vergrößerung der Dämpfungsfigur. Das Fehlen des Pulmonalisbogens und die häufige Verlagerung des Aortenbogens ist nur röntgenologisch feststellbar (Abbildung 48).

Auskultatorisch ist ein Preßstrahlgeräusch (systolisch) festzustellen, das seine größte Lautstärke im 2. und 3. Interkostalraum links aufweist und gelegentlich bis zum Rücken ausstrahlt. Entlang dem linken Sternalrand fühlt man meist Schwirren. Der 2. Pulmonalton ist in der Regel leise.

Blutdruck und Puls zeigen keine sicheren Veränderungen.

Beim **Eisenmenger Komplex** fehlt die Pulmonalstenose, so daß nur hoher Ventrikelseptumdefekt, Dextroposition der Aorta und Hypertrophie des rechten Herzens vorhanden sind. Die Lungenschlagader ist weit, da in ihr hoher Druck besteht.

Klinisch sind die Symptome ähnlich dem Fallot, nur tritt die Zyanose viel später, meist erst in der Pubertät, auf (sog. „Spätzyanose".)

Perkutorisch findet sich kaum ein Unterschied gegenüber dem Fallot. *Auskultatorisch* ist der betonte, oft auch gedoppelte, zweite Pulmonalton bemerkenswert. Ebenso wie bei der Mitralstenose kann es infolge der Druckerhöhung in der Lungenschlagader zur relativen Pulmonalinsuffizienz mit entsprechendem diastolischem Geräusch kommen. Nicht selten hört man einen höher frequenten frühsystolischen Auswurfton, der als Ejection-Click bezeichnet wird. Röntgenologisch ist das Vorspringen des Pulmonalisbogens und das Pulsieren der Pulmonalgefäße (Hilustanz) sehr eindrucksvoll.

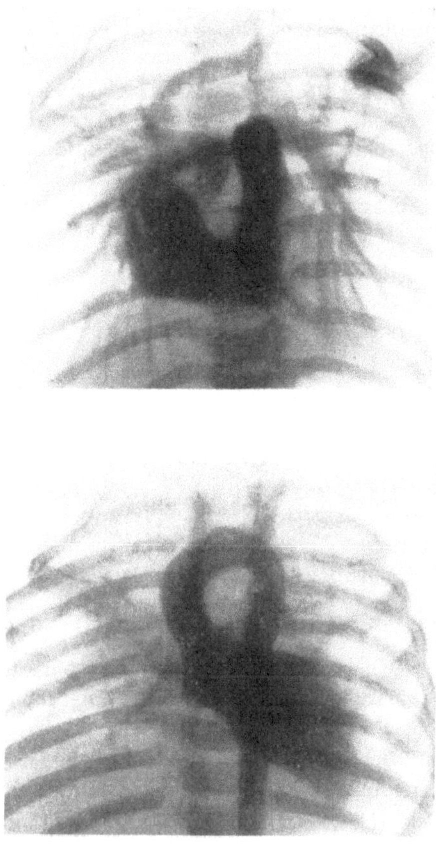

Abb. 47. Röntgenkontrastfüllung des normalen Herzens. Zuerst (oberes Bild) füllt sich die rechte Herzhälfte (rechter Vorhof, rechte Kammer, Lungenschlagader), kurze Zeit später (unteres Bild) die linke Herzhälfte (linke Kammer, Aorta)

Bleibt der Verschluß des **Ductus Botalli** unmittelbar nach der Geburt aus, so fließt infolge des höheren Druckes im großen Kreislauf ständig Blut von der Aorta in die Pulmonalis.

Klinisch findet sich keine Zyanose, aber verminderte Leistungsfähigkeit und Dyspnoe bei Anstrengungen.

Perkutorisch ist eine Linksform des Herzens ohne stärkere Dilatation nachzuweisen. Das Vorspringen des Pulmonalisbogens und der Hilustanz (s. Eisenmenger) sind wieder nur röntgenologisch faßbar (Abb. 49).

Auskultatorisch findet sich ein sehr lautes, kontinuierliches Geräusch, dessen Maximum im 2. Interkostalraum links vom Sternum liegt. Es pflanzt sich in die Halsgefäße und bis zum Rücken fort. Es beginnt kurz nach der Systole, erreicht seine größte Lautstärke im Zeitpunkt des zweiten Tones und klingt weit in der Diastole aus.

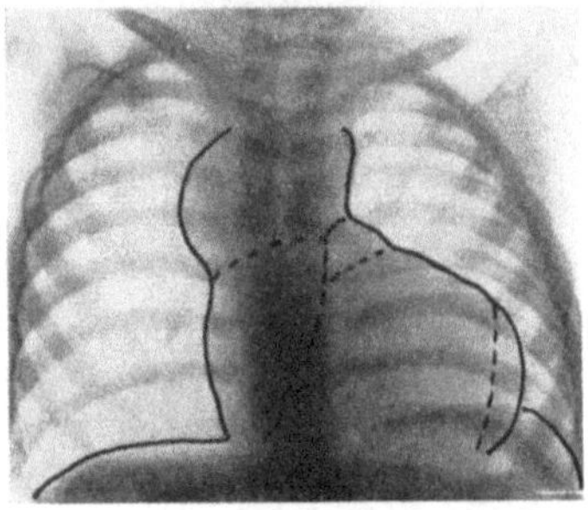

Abb. 48. Röntgenbild einer Tetralogie von FALLOT

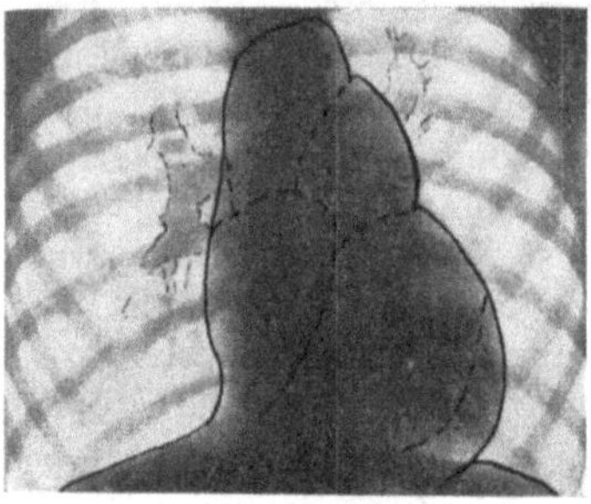

Abb. 49. Röntgenbild eines offenen Ductus Botalli

Der Blutdruck ist – oft erst nach Belastung – systolisch hoch und diastolisch niedrig. Der Puls zeigt neben der großen Amplitude auch einen raschen Anstieg (celer et altus).

Der **Ventrikelseptumdefekt** zeigt nach Größe und Lokalisation erhebliche Variationen. Meist handelt es sich um hohe Defekte.

Klinisch ist häufig keine besondere Beeinträchtigung der Leistungsfähigkeit vorhanden. Eine Zyanose fehlt oder tritt erst spät auf.

Perkutorisch und röntgenologisch ist die Dämpfungsfigur in der Regel nicht sicher verändert.

Auskultatorisch findet sich ein starkes, holosystolisches Preßstrahlgeräusch, das sich nach rechts, gelegentlich bis über die Leber fortpflanzt.

Blutdruck und Puls zeigen keine Veränderung.

Beim großen **Vorhofseptumdefekt** fließt Blut von der linken zur rechten Vorkammer. Die rechte Kammer erweitert sich infolge der dadurch bedingten Notwendigkeit eine größere Blutmenge zu bewältigen. Da sie nach vorn gelegen ist, entsteht bei dem noch verformbaren kindlichen Brustkorb eine Verbucklung über dem Herzen (Voussure). *Perkutorisch* kann eine Vergrößerung des Herzens nach beiden Seiten festgestellt werden. *Auskultatorisch* hört man über der Pulmonalis ein systolisches Spindelgeräusch. Der zweite Herzton ist fixiert gespalten. Häufig erzeugt eine begleitende Spaltung des septalen Segels der Mitralklappe eine Mitralinsuffizienz mit zusätzlichen Geräuschphänomenen.

Wie bei der Mehrzahl der angeborenen Vitien kommt es auch beim Vorhofseptumdefekt häufig zur *Endokarditis*, die bei diesem Herzfehler dann zu einer begleitenden Mitralstenose führt. Man spricht in diesem Fall von *Lutembacher Syndrom*. Die akustischen Phänomene beider Herzfehler überlagern sich dabei.

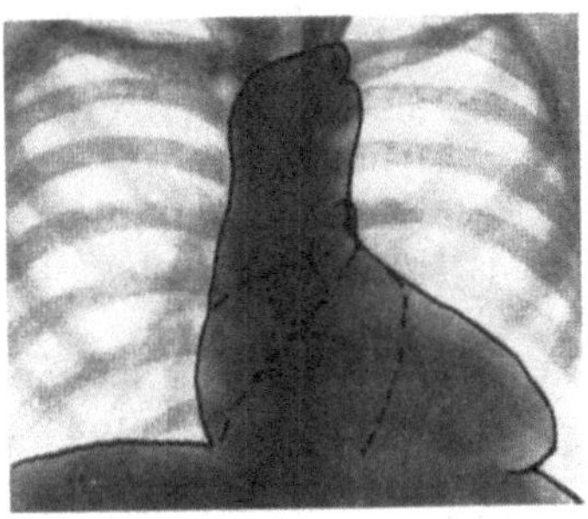

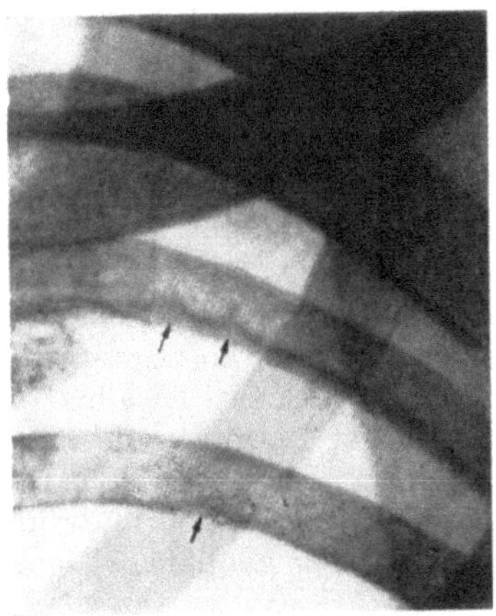

Abb. 50. Röntgenbild einer Aortenisthmusstenose (linkes Bild) mit deutlichen Rippenusuren (rechtes Bild)

Die **Isthmusstenose der Aorta** liegt bei der häufigeren Erwachsenenform distal vom Abgang der Arteria subclavia sinistra in Höhe des Ductus Botalli. Die nicht selten fast vollständige Stenose wird durch einen Umgehungskreislauf überbrückt, der das Blut durch die Interkostalarterien und die Aa. mammariae zum distalen, jenseits der Stenose gelegenen Abschnitt der Aorta führt. Nach dem 6. bis 8. Lebensjahr entwickeln sich daher *Arrosionen* an den unteren Rippenrändern, die röntgenologisch feststellbar sind (Abb. 50).

Klinisch brauchen keinerlei Symptome zu bestehen. 25% der Träger einer Isthmusstenose erreichen ein normales Lebensalter. 25% sterben an einer Herzinsuffizienz bzw. an den Folgen des Hochdrucks (s. unten). Bei weiteren 25% beendigt eine Endokarditis bzw. Endangitis und bei den letzten 25% eine Aortenruptur das Leben.

Perkutorisch ist eine Linksform des Herzens mit Erweiterung nach links festzustellen. Der Herzstoß ist hebend.

Auskultatorisch hört man über dem ganzen Herzen ein systolisches Geräusch, das sich sehr deutlich in den Interskapularraum links fortpflanzt. Die Verspätung des Systolikums am Rücken läßt sich phonokardiographisch nachweisen (HOLLDACK) und stellt ein sicheres Symptom der Isthmusstenose dar.

Das wichtigste Symptom ist jedoch die *Erhöhung des Blutdrucks* an den *oberen* Extremitäten, der bei körperlicher Belastung außerdem noch viel stärker ansteigt, als dies bei Hochdruck anderer Genese der Fall ist. An den *unteren* Extremitäten ist dagegen der Blutdruck ganz eindeutig erniedrigt. *Man versäume deshalb nie, bei Feststellung eines Hochdrucks den Puls der Femoralarterien zu palpieren!* Fehlt dieser, so ist die Diagnose einer Isthmusstenose fast sicher.

Die reine **Pulmonalstenose** kommt nicht so selten vor, wie früher angenommen. Ihre Häufigkeit beträgt etwa 10—15 % aller angeborenen Herzfehler.

Klinisch besteht vor allem eine ausgesprochene Dyspnoe, die nur bei *Kombination* mit einem offenen Ductus Botalli fehlt.

Perkutorisch findet sich eine meist nur geringe Rechtsdilatation. Der Herzstoß ist verbreitert. Röntgenologisch ist oft eine poststenotische Erweiterung der Lungenschlagader nachweisbar.

Auskultatorisch läßt sich ein rauhes, systolisches Geräusch mit Spindelform im 2. Interkostalraum links nachweisen. Der 2. Pulmonalton kann fehlen, ist aber meist leise hörbar und wird zur Basis hin ausgesprochen leiser. Er ist gegenüber dem Aortenton stark verspätet. Infolge eines verstärkten Vorhoftons (hypertropher rechter Vorhof) hört man einen präsystolischen Galopprhythmus. Der *Puls* ist wegen des stark verminderten Schlagvolumens klein und weich.

5. Erkrankungen der Brustaorta

Erkrankungen der Brustaorta entstehen meist auf der Basis *luetischer* oder (seltener) *arteriosklerotischer* Erkrankungen.

Sie greifen häufig auf die benachbarten Semilunarklappen der Aorta über und erzeugen dort entweder, wie die Lues, Zerstörungen mit nachfolgender Insuffizienz oder, wie die Arteriosklerose, Verdickungen und Verhärtungen der Klappen. Die Klappen- und Wandveränderungen im Anfangsteil der Aorta verursachen häufig ein **systolisches Geräusch,** da sich an den Rauhigkeiten bei der Strömung Wirbel ablösen. Dieses Geräusch bedeutet jedoch keineswegs eine Stenosierung des Ostiums, da die Symptome der Stenose am linken Ventrikel und am Puls regelmäßig vermißt werden. Auch beobachtet man kein Fehlen des zweiten Aortentons, wie bei der Stenose, sondern meist eine Akzentuation, oft sogar infolge der Klappenverhärtung einen **klingenden Charakter des zweiten Aortentons.**

Der **Blutdruck** kann bei der Arteriosklerose der Aorta erhöht sein oder auch normal bleiben. Dies rührt daher, daß der für die Windkesselwirkung maßgebende Elastizitätskoeffizient E als Quotient des Wandelastizitätsmoduls und des Windkesselvolumens darzustellen ist ($E =$

$\varkappa / V$). Die Verhärtung der Wand kann also unter Umständen durch Vergrößerung des Volumens, d. h. Einbeziehung muskulöser Arterien in den „Windkessel" kompensiert werden. Erhöht sich der Elastizitätskoeffizient, so steigt der systolische Blutdruck, während der diastolische Blutdruck absinkt (Elastizitätshochdruck).

Die Syphilis der Aorta, aber auch manchmal die Arteriosklerose, führen zu **Zerstörungen der Gefäßwand,** die nicht selten eine solche Nachgiebigkeit hervorrufen, daß sich **sack- oder spindelförmige Erweiterungen** ausbilden. Dieses **Aortenaneurysma** kann erhebliche Größe erreichen und dadurch einen Druck auf die benachbarten Mediastinalorgane ausüben. So sind *Heiserkeit* durch Druck auf den N. recurrens, *Pupillendifferenzen* durch Druck auf den Halssympathikus, *Stauung in den Venen der oberen Körperhälfte* durch Kompression der V. cava sup. und *Puls-* bzw. *Blutdruckdifferenzen* durch Abknickung des Abgangs der A. subclavia zu beobachten. *Rippen* und *Brustbein* können usuriert werden und dadurch eine Vorwölbung in der oberen Brustkorbhälfte entstehen. Noch häufiger kommt es zu einer Usur der Wirbelsäule.

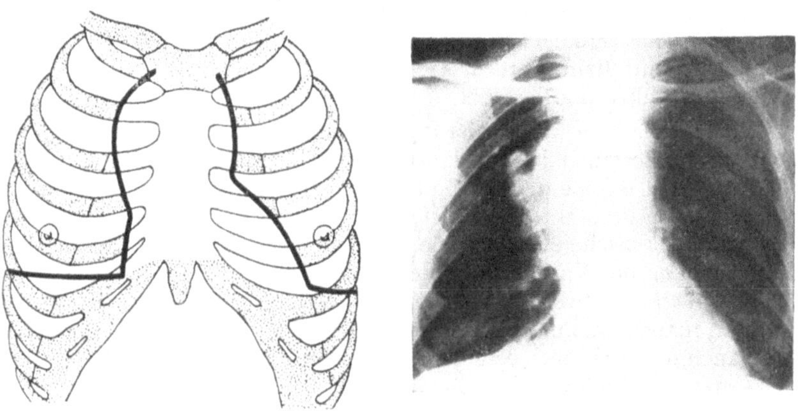

Abb. 51. Perkussionsfigur und Röntgenbild bei Aortenaneurysma

Das **Herz** bleibt in Größe und Form unverändert, solange der Prozeß nicht durch Zerstörung der Klappen oder Ausweitung des Klappenansatzringes zu einer organischen oder *relativen Aorteninsuffizienz* führt.

Perkutorisch ist bei größeren Aneurysmen die *Dämpfung des Gefäßbandes verbreitert* (Abb. 51), wenn die Erweiterung im Bereich der Aorta ascendens liegt. Aneurysmen des Aortenbogens oder der Aorta descendens sind perkutorisch kaum nachweisbar.

Die **Auskultation** ergibt über dem Bezirk des Aneurysmas *systolische Geräusche,* die auf die Entstehung von Wirbeln in der sackartigen Gefäßerweiterung zurückzuführen sind. Die Geräusche pflanzen sich auch in die Carotis fort und können bei größerer Intensität über dem ganzen

Brustkorb gehört werden. Die eigentlichen Herztöne sind rein, soweit nicht eine Aorteninsuffizienz besteht oder eine Fortleitung der Gefäßgeräusche vorhanden ist.

Neben den bereits erwähnten **Pulsdifferenzen** kann man durch das Tastgefühl auch rhythmische Pulsationen im zweiten rechten Interkostalraum, evtl. auch der oberen Brustbeinhälfte und des Jugulums feststellen, die von dem Aneurysma übertragen werden.

6. Herzbeutelerkrankungen

Praktisch sind nur die entzündlichen Erkrankungen des Herzbeutels und deren Folgen von Bedeutung. Sie können auf dem Boden einer *„rheumatischen"* bzw. *septischen* Erkrankung entstehen oder *tuberkulösen* Ursprungs sein. Gelegentlich tritt auch im Verlauf einer *Urämie* eine Perikarditis auf. Beim *Koronarinfarkt* ist eine lokale Perikarditis bei einem Teil der Kranken nachweisbar.

Die **trockene Perikarditis** ist in der Hauptsache durch den Auskultationsbefund festzustellen. Wie bereits im allgemeinen Teil ausgeführt wurde, treten infolge der entzündlichen Aufrauhung der normalerweise spiegelglatten Perikardblätter *Reibegeräusche* auf, die nicht wie die endokardialen Geräusche ein- oder höchstens zweiphasig sind, sondern durch Einbeziehung der Vorhofaktion den mehrphasigen Charakter des *Lokomotivgeräusches* aufweisen. Sie sind oft nur innerhalb kurzer Zeit nachweisbar, manchmal nur an einer einzigen Stelle – meist an der Herzbasis –, manchmal auch über dem ganzen Herzen zu hören. Eine Fortleitung der Geräusche findet *nicht* statt. Ist auch das äußere Perikardblatt von der Entzündung ergriffen bzw. ein Entzündungsprozeß von der Pleura auf das Perikard übertragen worden, so sind die Geräusche nicht nur von der Herztätigkeit, sondern auch von den Atembewegungen abhängig. Man spricht dann von *pleuroperikardialem Reiben.* Mitunter sind die Reibegeräusche auch durch das Tastgefühl nachweisbar. Um perikardiales von pleuralem Reiben zu unterscheiden, soll man auch im Atemstillstand untersuchen. Perkutorisch sind bei der einfachen trockenen Perikarditis *keine* Veränderungen der Herzfigur festzustellen.

Relativ häufig kommt es im Anschluß an die Pericarditis sicca zum Auftreten eines Exsudats, also zur Entwicklung einer **Pericarditis exsudativa.**

Bei der Untersuchung findet man dann mit der Zunahme des Flüssigkeitsergusses ein allmähliches *Schwächerwerden* des **Herzstoßes,** bis dieser zuletzt gänzlich verschwindet.

Perkutorisch ist erst oberhalb einer gewissen Größe des Exsudats eine *Verbreiterung der relativen und absoluten Herzdämpfung* nach beiden Seiten festzustellen. Gelegentlich ist das erste Zeichen eine Vergrößerung des Winkels zwischen rechter Herzdämpfung und rechter unterer Lungengrenze (der Winkel wird stumpfer). Da beim liegenden Kranken der

Erguß in die hinteren Abschnitte des Herzbeutels abfließt, ist es zweckmäßig – soweit angängig – auch im Sitzen oder Stehen zu perkutieren. Große Exsudate ergeben eine typische *dreieckige Dämpfungsfigur* (s. Abb. 52), bei der besonders auch die starke Vergrößerung der *absoluten Herzdämpfung* auffällt, so daß absolute und relative Dämpfung erheblich aneinanderrücken.

Auskultatorisch ist das hauptsächlichste Zeichen einer exsudativen Perikarditis ein zunehmendes *Leiserwerden* bzw. *Verschwinden der Herztöne.* Ist eine trockene Perikarditis vorhergegangen, so können die Reibegeräusche noch einige Zeit nachweisbar bleiben, gewöhnlich verschwinden sie beim Auftreten eines Ergusses rasch.

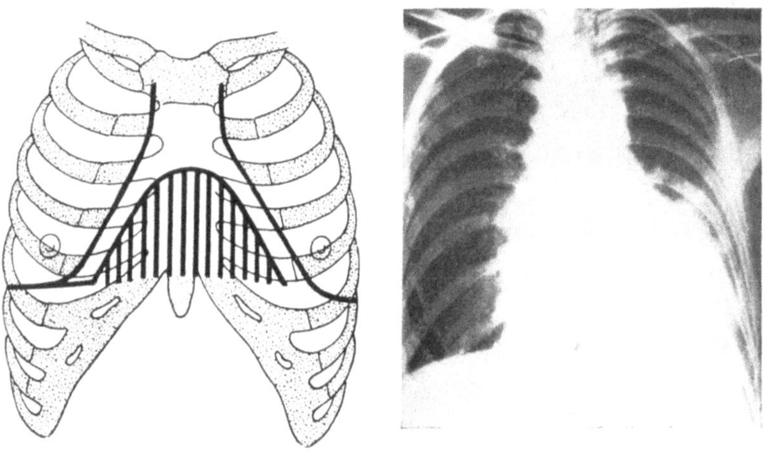

Abb. 52. Perkussionsfigur und Röntgenbild bei exsudativer Perikarditis

Der **Puls** ist bei größeren Ergüssen *beschleunigt* und *klein,* da sich das Herz in der Diastole nur wenig ausdehnen und deshalb nur kleine Mengen Blut fassen bzw. auswerfen kann. Auch der Einfluß des venösen Bluts ist durch den Überdruck im Herzbeutel und die mangelhafte diastolische Füllung bzw. systolische Absaugung oft erheblich beeinträchtigt, so daß die *Halsvenen* prall gefüllt bleiben.

Manchmal können bei der *Differentialdiagnose* zwischen einem Perikarderguß und einem großen schlaffen Herzen bei Myodegeneratio cordis Schwierigkeiten auftreten, weil die Dämpfungsfiguren gelegentlich kaum Unterschiede aufweisen und die Herztöne bei Myodegeneratio oft ebenfalls sehr leise sind. Kann man weder röntgenologisch noch durch die übrigen klinischen Untersuchungen eine Entscheidung treffen, so ist auch hier eine ungefährliche **Probepunktion** dringend zu empfehlen.

Bei der Ausheilung von Perikardaffektionen der verschiedensten Genese kann es zu ausgedehnten Verwachsungen beider Perikardblätter und nicht selten zu völliger Obliteration des Perikardspaltes kommen. Diesen Zustand, in dem das Herz von einem dicken Schwielenmantel umschlossen ist, bezeichnet man als **Concretio pericardii** oder als **Panzerherz** (Abb. 53).

Ist die Verwachsung nur zwischen den beiden Perikardblättern eingetreten, so braucht der **Herzstoß** keine Veränderungen zu zeigen. Häufig finden sich jedoch auch stärkere Verwachsungen mit der Umgebung und man kann dann statt der Vorwölbung des Interkostalraumes eine Einziehung desselben beobachten (*negativer Spitzenstoß*). Mitunter kann es auch zu einer systolischen Einziehung am Rücken in Höhe des Zwerchfells kommen (*Broadbentsches Zeichen*).

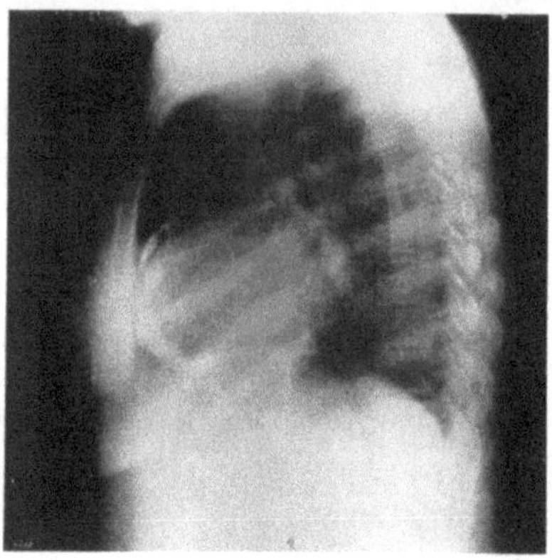

Abb. 53. Seitliches Röntgenbild eines Panzerherzens

Perkutorisch ist die Herzdämpfung *nicht* verbreitert, **auskultatorisch** finden sich reine Herztöne, die allerdings infolge der Behinderung der Herzaktion öfter auffallend *leise* sind.

Das eindrucksvollste Symptom ist die Drosselung des venösen Zustroms zum Herzen, die viel deutlicher als bei der exsudativen Perikarditis ist, aber auf denselben Ursachen, vor allem der mangelhaften diastolischen Weitbarkeit des Herzens beruht. Sie ist allerdings nicht nur bei Perikarderkrankungen, sondern besonders eindrucksvoll auch bei *mediastinalen Tumoren* zu beobachten. Die Halsvenen sind infolge der „**Einflußstauung**" prall gefüllt, manchmal auch Gesicht und Hals deutlich ödematös. Im Bereich der V. cava inferior wirkt sich die Stauung vor allem auf die Leber aus, in der es zur *sekundären Zirrhose* (*Picksche Zirrhose*) und damit zum Auftreten eines erheblichen *Aszites* kommt. In manchen Fällen wird durch die Verwachsungen mit der Umgebung der venöse Rückstrom besonders während der *Einatmung* behindert, so daß im Gegensatz zu normalen Verhältnissen in dieser Atempause ein Anschwellen der Venen zu beobachten ist. Durch die Behinderung des venösen Zuflusses sinkt dann auch das Schlagvolumen während der Einatmung und der Puls wird in dieser Zeit kleiner (*pulsus paradoxus*).

Diese klassischen Symptome der Concretio pericardii – schwere Kreislaufinsuffizienz bei normaler Herzgröße, Einflußstauung, negativer Spitzenstoß, Broadbentsches Zeichen, pulsus paradoxus – finden sich nur in fortgeschrittenen Fällen. In den der Therapie zugänglichen Anfangsstadien ist die Diagnose auch bei der Heranziehung des Röntgenverfahrens sehr schwierig. Häufig gelingt es jedoch, solche Fälle durch Aufzeichnung des Atempulses (kardiopneumatische Bewegung) frühzeitig zu erfassen (HOCHREIN).

III. Erkrankungen der Abdominalorgane

Die Beobachtung periodischer Bewegungen und die Auslösung von Eigenschwingungen liefert im Bereich des Bauchraumes infolge der anatomischen Verhältnisse weniger diagnostische Ergebnisse als die Anwendung der Perkussion und Auskultation im Bereich des Brustkorbes.

Wichtig ist die Beobachtung der *Atembewegungen an den Bauchdecken*, deren lokalisierte oder allgemeine Einschränkung auf eine begrenzte bzw. diffuse Peritonitis hinweist. Periodische *Bewegungen des Darms* sind nur bei extremer Abmagerung und Austrocknung andeutungsweise sichtbar. Ihr Nachweis bei normalen Bauchdecken läßt immer auf ein *Passagehindernis* schließen.

Perkutorisch ist vor allem abnorme Blähung (Meteorismus) der Därme, Flüssigkeits- oder Luftansammlung im Bauchraum festzustellen. **Meteorismus** ist bei Gärung des Darminhalts, Darmverschluß und nicht selten als Folge der Stauung bei Herzinsuffizienz (oft Frühsymptom) oder Leberzirrhose vorhanden. Er zeichnet sich durch eine laute Tympanie des Klopfschalls aus, die in der Regel diffus über dem ganzen Bauch festzustellen ist, nur bei *Dünndarmileus* mehr in der Mitte und bei *Dickdarmileus* mehr an den Seiten lokalisiert ist. **Flüssigkeitsansammlung** (*Aszites*) im Bauchraum ist die Folge einer Behinderung des Pfortaderkreislaufs und am häufigsten bei Leberzirrhose oder Herzinsuffizienz zu beobachten. Da sich die Flüssigkeit stets der Schwerkraft folgend am tiefsten Punkt ansammelt, ist die absolute Dämpfung bei liegenden Kranken in den seitlichen Partien des Bauches, beim stehenden Patienten in der untersten Hälfte des Abdomens nachzuweisen.

Bei geringem Aszites ist Perkussion in Knie-Ellenbogenlage empfehlenswert. Es findet sich dann eine schalenförmige Dämpfung um den Nabel.

Charakteristisch ist der bei *Lagewechsel* eintretende *Schallwechsel*: Findet sich bei Rückenlage des Kranken eine „Flankendämpfung", so wird bei Seitenlage der Schall dort tympanitisch.

Zur **Luftansammlung in der Peritonealhöhle** kommt es bei der Perforation lufthaltiger Organe (Magen, Darm). In solchen Fällen ist der Bauchschall besonders laut, lang und tief und zeigt unter Umständen *Metallklang* (Stäbchen – Plessimeter – Perkussion). Die Zwerchfellbewegungen sind eingeschränkt, *Leber- und Milzdämpfung verkleinert* oder überhaupt verschwunden.

Über die Perkussion von Leber und Milz wurde bereits im allgemeinen Teil das Nötigste besprochen. Es sei nochmals darauf hingewiesen, daß Vergrößerungen oder Verkleinerungen dieser Organdämp-

Tabelle 2

Physikalisch-diagnostische Symptome bei Erkrankungen der Kreislauforgane

	Herzform und -größe	Herztöne bzw. geräusche	Herzstoß bzw. Brustwandpulsation	Puls bzw. Blutdruck
Dauernde Blutdrucksteigerung	Bei Dilatation rel. Dämpfung und ev. absol. Dämpfung nach links unten verbreitert. Aortenkonfiguration	Zweiter Aortenton akzentuiert	Verbreitert und hebend ev. nach links unten verlagert	Puls hart, arterieller Mitteldruck erhöht. Elastizitäts, Widerstands- und Minutenvolumenhochdruck
Behinderung des kleinen Kreislaufs	Verbreiterung häufig nicht nachweisbar. Ev. relative und absolute Dämpfung nach rechts verbreitert	Zweiter Pulmonalton akzentuiert	Verbreitert, manchmal auch hebend	Puls und Blutdruckamplitude oft klein
Myodegeneratio cordis	Oft starke Verbreiterung beider Dämpfungsfiguren nach beiden Seiten. Ev. Mitralkonfiguration	Töne rein, oft leise. Bei relativer Mitralinsuffizienz systolisches Geräusch	Nach links bzw. links unten verlagert	Puls oft klein, häufig Rhythmusstörungen mit Pulsdefizit
Herzklappenfehler:				
Mitralstenose	Bei Typ I nur geringe Ausfüllung der Herztaille, bei Typ II relative Dämpfung nach oben und nach rechts verbreitert	Präsystolisches Geräusch über der Mitralis. P_2!	Bei Typ II verbreitert und hebend	Bei Typ I regelmäßiger Puls, bei Typ II frühzeitig Arrhythmia absoluta
Mitralinsuffizienz	Relative Dämpfung nach links verbreitert, Herztaille ausgefüllt. Mitralkonfiguration. Später auch absolute Dämpfung verbreitert	Systolisches Geräusch über der Mitralis, zweiter Pulmonalton betont	Nach links verlagert, verbreitert und hebend	Ohne Veränderung

Aortenstenose	Relative und absolute Dämpfung nach links unten verbreitert. Aortenfiguration	Systolisches Geräusch über der Aorta, mit Fortpflanzung in die Carotis. 2. Ton leise	Nach links verlagert, verbreitert und hebend	Pulsus parvus, tardus et rarus
Aorteninsuffizienz	Relative und absolute Dämpfung nach links unten verbreitert. Aortenkonfiguration	Diastolisches, oft auch systolisches Geräusch über der Aorta	Nach links verlagert, verbreitert und hebend	Pulsus celer et altus. Kapillarpuls. Niedriger diastolischer Druck
Trikuspidalinsuffizienz	Relative und absolute Dämpfung nach rechts verbreitert	Systolisches Geräusch an der Trikuspidalis	Meist verbreitert	Positiver Venenpuls
Angeborene Herzfehler s. Text				
Aortenaneurysma	Gefäßdämpfung verbreitert	Oft systolisches Geräusch über der Aorta	Meist nicht verändert	Puls oft different
Herzbeutelerkrankungen:				
Pericarditis sicca	Nicht verändert	Perikardiales Reiben (Lokomotivgeräusch)	Nicht verändert	Nicht verändert
Pericarditis exsudativa	Verbreiterung besonders der absoluten Dämpfung nach beiden Seiten	Herztöne leise	Verschwindet mit zunehmendem Erguß	Puls klein, Stauung der Halsvenen
Panzerherz	Nicht verändert	Herztöne manchmal leise	Manchmal systolische Einziehung	Oft Pulsus paradoxus

fungen auch durch Veränderungen der Nachbarorgane, Zwerchfelltiefstand usw. verursacht sein können.

Auskultatorisch ist das wichtigste Symptom am Bauch das völlige Verschwinden der normalerweise gut hörbaren *Darmgeräusche.* Es zeigt die Lähmung des Darmes, den *paralytischen Ileus* an. Metallisch klingende Stenosegeräusche weisen auf ein Passagehindernis hin.

Die arteriellen Gefäße der Abdominalgegend sind uns nicht zugänglich, wir können nur die *Venen der Bauchwand* beobachten. Eine starke Füllung derselben in den seitlichen Partien findet sich bei Stauung im Gebiet der unteren Hohlvene, während bei Pfortaderstauung die Venen um den Nabel hervortreten. Beide Formen sind jedoch nicht immer streng getrennt und ihr Vorkommen bei den genannten Krankheiten ist keineswegs regelmäßig.

Der übrige Hauptteil der abdominellen Diagnostik gehört ins Gebiet der *Klinik* bzw. der *Röntgenologie,* die hier ein unentbehrliches Hilfsmittel darstellt.

Tabelle 3. Erkrankungen der Abdominalorgane

Angeb. Herzfehler	Schema	Herzform	Herzschall	Puls u. Blutdruck
Tetrade von Fallot	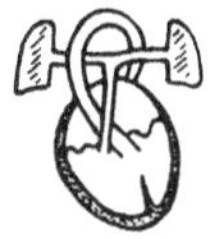	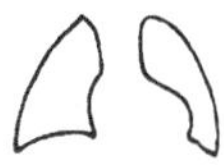	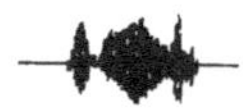	
Eisenmenger-Syndrom	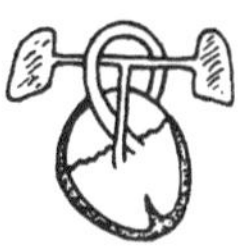	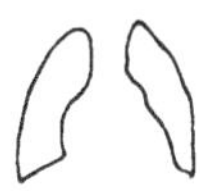	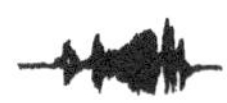	
Offener Ductus Botalli	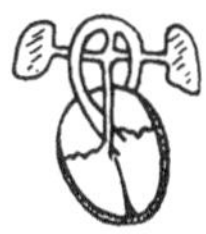	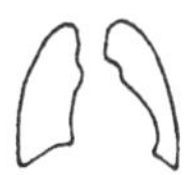	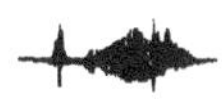	großer Puls hohe Blutdruck-amplitude
Ventrikel-septum-defekt.	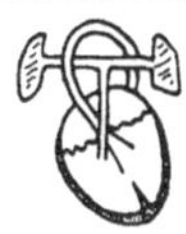	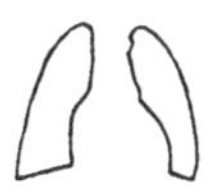	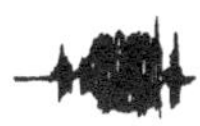	
Vorhof-septum-defekt.	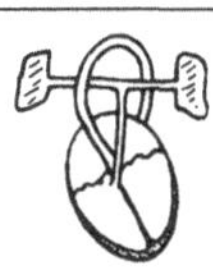	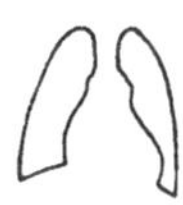	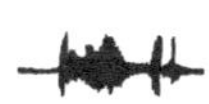	
Aorten-isthmus-stenose	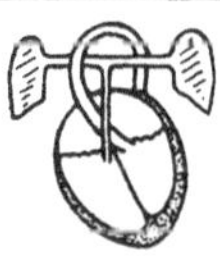	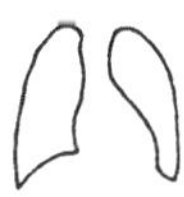	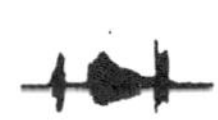	Radialispuls groß und hart Femoralispuls kaum tastbar
Pulmonal-stenose	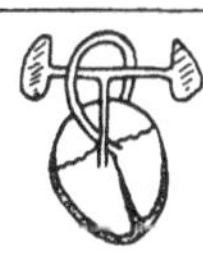	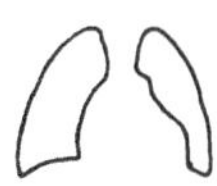	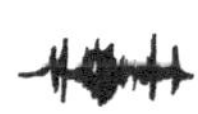	

Die Demonstration der Atemgeräuche und Herztöne mittels elektroakustischer Methoden

Eine Demonstration der Auskultationsbefunde für einen größeren Zuhörerkreis ist oft wünschenswert, weil die pathologischen Phänomene nicht so häufig vorkommen, daß sie jedem einzelnen oft genug gezeigt werden können. Handelt es sich doch meist um Schwerkranke, denen man schon die Anstrengungen einer einzigen Untersuchung nicht ohne Bedenken zumutet. Andererseits erfordert gerade die Auskultation eine gründliche Übung und kann wesentlich rascher erlernt werden, wenn der Dozent gleichzeitig mithört und auf das wesentliche aufmerksam macht.

Mit den Mitteln der modernen Elektro-Akustik läßt sich eine gute Wiedergabe der Schallphänomene erreichen, wenn die Apparate *speziell für den vorliegenden Zweck konstruiert* sind und man sich mit ihrer *Handhabung genau vertraut* gemacht hat. Ebenso wie bei der Grundumsatzbestimmung ist es zweckmäßig, den Kranken eventuell am Abend vorher in einem kurzem Vorversuch von der Harmlosigkeit des Verfahrens zu überzeugen, die Auskultationsstellen anzuzeichnen und die Regulierung der Apparate festzulegen. Eine überhastete Demonstration oder die behelfsmäßige Verwendung von Geräten, die für andere Zwecke (Rundfunk) gebaut sind, richtet mehr Schaden an, als sie Nutzen stiftet. Die Güte der Wiedergabe kann der Techniker bzw. Physiker unmöglich beurteilen, dies muß vielmehr ausschließlich dem Urteil des erfahrenen Arztes überlassen bleiben. Sachliche Kritik kann hier nur nützen, weil sämtliche Hilfsmittel für die Erreichung auch eines hochgesteckten Zieles vorhanden sind. Daß sie in gemeinsamer Arbeit von Arzt und Physiker für die Entwicklung einer hochwertigen Apparatur eingesetzt werden, erscheint im Interesse des Lernenden dringend wünschenswertt.

Da die Lautstärke der Auskultationsphänomene an der Hörschwelle liegt, muß für die Demonstration entsprechend der Zuhörerzahl eine Verstärkung stattfinden, so daß jeder an seinem Ohr die *ursprüngliche Schallstärke* zur Verfügung hat. Die Verstärkung kann nur auf elektrischem Wege erfolgen, deshalb müssen die elastischen Schallschwingungen durch entsprechende Mikrophone in elektrische Schwingungen (Wechselströme bzw. -spannungen) umgewandelt werden. Um die geringen zur Verfügung stehenden Energien bestmöglich auszunützen und akustische Rückkoppelung (Heulen) hintanzuhalten, kommen nur sogenannte *Körperschallmikrophone* in Frage. Es handelt sich im wesentlichen um zwei prinzipiell verschiedene Typen: Das piezoelektrische Kristallmikrophon und das schallharte Mikrophon, das nach dem Induktionsprinzip (Telefon) arbeitet. Das Kristallmikrophon gibt alle Frequenzen gleichmäßig wieder, das schallharte Mikrophon besitzt eine nach den höheren Frequenzen hin ansteigende Frequenzkurve (Geschwindigkeitsamplitude!). Das letztere Verhalten erscheint zunächst als Nachteil, ist aber für die Demonstration der Atemgeräusche häufig ein Vorzug. *Es wird nämlich oft übersehen, daß am Brustkorb neben dem hörbaren, aber sehr leisen Auskultationsschall auch unhörbare, tiefe Schwingungen* (1 bis 20 Hz) *von sehr viel größerer Amplitude* (bis 0,5 mm!!) *vorhanden sind,* die zum Teil der Herzaktion (Brustpuls), zum Teil Muskelgeräuschen usw. entstammen. Diese tiefen Frequenzen können infolge ihrer großen „Lautstärke" u. U. das Mikrophon und insbesondere den Verstärker so erheblich übersteuern, daß der Charakter der Atemgeräusche ganz verfälscht (rauh und unnatürlich tief) wird, ohne daß man die Ursache dafür finden kann. Es ist deshalb zumindest bei den Atemgeräuschen, aber auch bei vielen Herzgeräuschen ein Vorzug, wenn diese tiefen Schwingungen bereits im Mikrophon geschwächt werden.

Der *Verstärker* muß ausreichend dimensioniert sein, damit nur relativ kleine, geradlinige Teile der einzelnen Röhrenkennlinie ausgesteuert werden. Zur Erzielung der höchstmöglichen Qualität darf die Verstärkung der einzelnen Stufe nicht zu hoch getrieben werden. Als Ausgangsleistung sind bei Lautsprecherbetrieb etwa 10 bis 15 Watt vorzusehen. Der entscheidende Punkt beim Verstärker für medizinische Demonstrationen ist die *Vermeidung jeglicher Nebengeräusche,* die meist aus dem Netz stammen. Leiseste Brummgeräusche, die bei Rundfunk- oder Tonfilmdarbietungen auch das anspruchsvollste Gehör nicht stören, können bei der Demonstration von Auskultationsphänomenen vor Anfängern unter gar keinen Umständen in Kauf genommen werden und machen einen derartigen Verstärker völlig wertlos. Neben diesen Maßnahmen zur Vermeidung von Nebengeräuschen ist beim Demonstrationsverstärker eine weitgehende *Frequenzregelung* unerläßlich, um die Frequenzverzerrung durch Lautsprecher oder Telefon auszugleichen und sich den verschiedenen Verhältnissen bei Herzgeräuschen (50 bis höchstens 2000 Hz) und Atemgeräuschen (100 bis 8000 Hz) anpassen zu können. Insbesondere muß ein Entzerrer mit großem Regelbereich für die wahlweise Anhebung der hohen Frequenzen vorgesehen werden. Die *Regulierung der Lautstärke* soll ziemlich fein und, entsprechend der Empfindlichkeit des menschlichen Ohrs, *logarithmisch* erfolgen können.

Für die Wiedergabe wird man bei kleinen Zuhörerzahlen hochwertige Telefone bevorzugen, weil dabei die Art des Hörens am meisten der gewöhnlichen Auskultation entspricht, störende Ein- bzw. Ausschwingungsvorgänge (Eigentöne) kaum auftreten, eine akustische Rückkopplung nicht zu befürchten ist, störende Raumresonanzen vermieden werden und der Verstärker kleiner dimensioniert werden kann. Bei zahlreichen Zuhörern ist die Verwendung eines *Lautsprechers* schon aus wirtschaftlichen Gründen nicht zu umgehen. Dabei ist das schwierigste Problem die *Vermeidung von Eigenresonanzen* (*Ein- und Ausschwingungsvorgänge*), die besonders bei der Wiedergabe kurzdauernder Geräusche (Herztöne, Rasselgeräusche usw.) außerordentlich störend sind. Die sehr erheblichen Eigentöne der Schallwand können dadurch ausgeschaltet werden, daß man den Lautsprecher nur unter Zwischenschaltung eines kleinstmöglichen und gut versteiften Schallschirms direkt in eine Saalwand einbaut. Schwieriger ist die Beseitigung von Eigenschwingungen der Membran, die sich jedoch durch kalottenförmige oder nicht abwickelbare Gestaltung der Membran klein halten lassen. Die bei Lautsprechern wegen der Abstrahlung tiefliegende *Eigenfrequenz* fällt leicht in das Frequenzgebiet der Herztöne und muß dann durch geeignete Maßnahmen evtl. noch tiefer gelegt werden. Zu bedenken ist auch, daß der Lautsprecher bei klinischen Demonstrationen oft sehr große Amplituden verarbeiten muß, weil es sich häufig um die Wiedergabe tieffrequenter Schalle handelt und deshalb ein genügend großes und leistungsfähiges Modell zu wählen ist. Eindringlich sei aber betont, daß es aus physikalischen, medizinischen und didaktischen Gründen völlig falsch und abwegig ist, die Auskultationsphänomene lauter wiederzugeben, als sie am Brustkorb zu hören sind.

Die *Aufschreibung und Wiedergabe* der Herz- und Atemgeräusche auf *Grammophonplatten* könnte bei der jetzt allgemeinen Verbreiterung von Plattenspielern für den Studenten von *großem didaktischem Wert* sein. Es sind auch bereits derartige Platten im Handel (z. B. *Philips* „stethoscopic heart record"). Die Wiedergabe genügt bei bescheidenen Ansprüchen, ist aber noch nicht voll befriedigend. Dies liegt zum Teil an den eben genannten Eigentümlichkeiten der menschlichen Schallphänomene (sehr große Amplitude tiefster Frequenzen, Stoßcharakter), zum Teil an der üblichen Schneidetechnik der Schallplatten, die bestimmte für uns wichtige Frequenzgebiete benachteiligt. Eine erhebliche und praktisch ausreichende Verbesserung wäre bei Berücksichtigung dieser Punkte und bei entsprechender Zusammenarbeit von Arzt und Techniker durchaus möglich. Bei Bandaufnahmen sind die Voraussetzungen sogar noch leichter zu erfüllen, doch stehen entsprechende Abspielgeräte noch nicht so allgemein zur Verfügung.

Schrifttum

BLÖMER, H., und C. S. SO, Die Spaltung des zweiten Herztons. Münchner medizinische Wochenschrift 1963.

BODECHTEL/BLÖMER, Die Herzfehler. Urban & Schwarzenberg, München-Berlin 1963.

EDENS, E., Lehrbuch der Perkussion und Auskultation, Springer, Berlin 1920.

— Über die Störungen des Kreislaufs bei Mitralfehlern. Klinische Wochenschrift 1939, S. 405.

— Zur Kenntnis der Mitralstenose. Klinische Wochenschrift 1942, S. 489.

HOCHREIN, M., Herzkrankheiten Bd. I. Steinkopff, Dresden 1940.

HOLLDACK, K., Lehrbuch der Auskultation und Perkussion. Georg Thieme Verlag, Stuttgart 1955. 4. Auflage 1963.

HOLLDACK, K., und D. WOLF, Atlas und kurzgefaßtes Lehrbuch der Phonokardiographie. Georg Thieme Verlag, Stuttgart 1956.

JAGIC, N. v., Perkussion und Auskultation. Urban & Schwarzenberg, Wien 1941.

LANDES, G., Der Lautsprecher im klinischen Unterricht. Münchner medizinische Wochenschrift 1930, S. 591.

— Weitere Untersuchungen über die Schallübertragung des Stethoskops. Deutsches Archiv für klinische Medizin 1931, Bd. 171.

— Über Eigenschwingungen der normalen Lunge. Zeitschrift für klinische Medizin 1937, Bd. 132.

— Perkussion und Auskultation seit Auenbrugger und Laênnec (gemeinsam mit A. PIERACH). Münchner medizinische Wochenschrift 1938, S. 1459.

— Die Schwingungsprüfung am Brustkorb und ihre Ergebnisse. Deutsches Archiv für klinische Medizin 1938, Bd. 183.

— Neuere Untersuchungen aus dem Gebiet der Auskultation. Klinische Wochenschrift 1939, S. 1022.

— Zur Physik der normalen Lungenperkussion. Deutsches Archiv für klinische Medizin 1939, Bd. 185.

— Über objektive Auskultation. Deutsches Archiv für klinische Medizin 1939, Bd. 185.

— Über Brustkorbschwingungen bei der Herzaktion. Deutsches Archiv für klinische Medizin 1940, Bd. 186.

— Physikalische Probleme bei der Untersuchung des menschlichen Kreislaufs. Zeitschrift f. technische Physik 1941, S. 192.

— Über die Entstehung der Herztöne. Klinische Wochenschrift 1941, S. 902.

— Neuere Untersuchungen über Herzstoß und Brustwandpulsation. Deutsches Archiv für klinische Medizin 1942, Bd. 188.

— Studien zur Theorie des Blutdrucks und der Blutströmung in den Arterien. Zeitschrift für Biologie 1942, Bd. 101.

LANDES, G., Einige Untersuchungen an elektrischen Analogieschaltungen zum Kreislaufsystem. Zeitschrift für Biologie 1943, Bd. 101.

— Die Berechnung des Schlagvolumens mit Berücksichtigung der Reflexionen, verteilter Masse, Elastizität und Reibung. Archiv für Kreislaufforschung, XV, 1 (1949).

— Zur Diagnose der Aortenstenose und ihrer Erleichterung mit erweiterter Pulskurvenanalyse. Münchner medizinische Wochenschrift 1961, S. 29.

LANDES, G., und R. v. LA ROSEE, Schallplatte über Lungenauskultation. Lehmann-Verlag, München.

MARTINI, P., Studien über Perkussion und Auskultation. Habilitationsschrift, Münhen 1922.

— Die unmittelbare Krankenuntersuchung. München 1927.

MÜLLER-SEIFERT, Taschenbuch der medizinisch-klinischen Diagnostik, Bergmann, München 1940.

OBERHOFFER, G., Zur Methodik der Frequenzanalyse der Herztöne. Verhandlungen der deutschen Gesellschaft für Kreislaufforschung Bd. 20 (1954).

— Theoretische Auffassung der Perkussion als akustisches Impulsmeßverfahren zur Bestimmung der Eigenschwingungen des perkutierten Organs. Deutsches Archiv für klinische Medizin Bd. 203 (1956).

PIERACH, A., Studien über klinische Akustik. Deutsches Archiv für klinische Medizin 1931.

— Studien über klinische Akustik. II. Teil. Die Bronchophonie. Deutsches Archiv für klinische Medizin 1934.

RECKLINGHAUSEN, H. v., Blutdruckmessung und Kreislauf in den Arterien des Menschen. Steinkopff, Dresden 1940.

RONNIGER, R., Zur Theorie der physikalischen Schlagvolumenbestimmung. Archiv für Kreislaufforschung Bd. 22 (1955).

ROSA, L., Einführung in die ballistische Kardiographie. Verlag Regensberg, Münster 1958.

SIEBERT, W., Der Perkussionskurs. Thieme, Leipzig 1941.

WEBER, A., Die Elektrokardiographie und andere graphische Methoden in der Kreislaufdiagnostik. Springer, Berlin 1937.

— Herzschallregistrierung. Steinkopff, Dresden 1944.

— Atlas der Phonokardiographie. Steinkopf, Darmstadt 1956.

WEZLER, K., und A. BÖGER, Die Dynamik des arteriellen Systems. Ergebnisse der Physiologie Bd 41; 1939, s. dort weitere Literatur!

WEZLER, K., und K. GREVEN, Über die Entstehung des dikroten Pulses. Zeitschrift für die gesamte experimentelle Medizin 1939.

WETTERER, E., Quantitative Beziehungen zwischen Stromstärke und Druck im natürlichen Kreislauf. Zeitschrift für Biologie 1940, Bd. 100.

Sachverzeichnis

NEUMANN-BOEDER

Funktionsprüfungen in der Herz-Kreislaufdiagnostik

Von Dr. med. habil. Helmut Neumann,
Chefarzt der Medizinischen Abteilung und Ärztlicher Direktor der Städtischen Krankenanstalten, Koblenz,
und
Dr. med. Karl-Josef Boeder,
Chefarzt der Medizinischen Abteilung des St.-Josef-Krankenhauses, Koblenz-Horchheim.

2., neubearbeitete, stark erweiterte und ergänzte Auflage.
Mit 94 Abbildungen.
Groß-Oktav.
169 Seiten. 1963.
Plastikeinband DM 28,–

Die Methode der physikalischen Kreislaufbestimmung gehört in steigendem Maße zum Rüstzeug des Klinikers. Sie kann heute in jedem Krankenhaus und jeder ambulanten Praxis durchgeführt werden, die über einen Universalelektrokardiographen mit Infraton-Zusatz verfügen. Es wäre zu bedauern, wollte man bei vorhandener Apparatur nicht alle Möglichkeiten ausnutzen und damit schon seit langem bekannte Untersuchungsmethoden auch der täglichen Praxis zugute kommen lassen. Als ein Arbeitsbuch für die Praxis beschränkt sich der *Neumann-Boeder* auf wenige, immer brauchbare Funktionsprüfungen.

In dem Buch kann jederzeit eine greifbare Arbeitsunterlage in kürzester Form nachgeschlagen werden. Es ist für jeden kreislauf-interessierten Internisten, vor allem auch für den Gutachter, ein ausgezeichneter Ratgeber.

Wiener Medizinische Wochenschrift

WALTER DE GRUYTER & CO. · BERLIN 30

SCHOLTZ

Physikalisch-diätetische Therapie

nach klinischen Gesichtspunkten

Von Dr. HANS-GEORG SCHOLTZ, Physikalisch-Therapeut. Abteilung des Rudolf-Virchow-Krankenhauses, Berlin.

Der methodische Teil des Buches gibt präzise Anweisungen über die einzelnen Behandlungsarten sowie Aufschluß über die physiologische Wirkung. Er umfaßt alle bekannten Behandlungsmethoden.

Der zweite Teil bespricht nach einer Einführung über die Grundlagen der Ernährung die verschiedensten Kostformen der Krankenernährung nach den neuesten Erkenntnissen. Sehr ausführlich ist der klinische Teil des Buches beschrieben. Für alle in der Praxis vorkommenden Krankheiten werden die zweckmäßigsten Behandlungsmethoden empfohlen, entweder als ausschließliche Behandlung oder als Ergänzungsbehandlung.

Heilpraktiker und Patient

5., vollständig neubearbeitete Auflage. Mit 87 Abbildungen. Groß-Oktav. 419 Seiten. 1963. Ganzleinen DM 36,–

PSCHYREMBEL

Klinisches Wörterbuch

Mit klinischen Syndromen

Begründet von Otto Dornblüth, völlig neubearbeitet von Prof. Dr. med. Dr. phil. WILLIBALD PSCHYREMBEL.

Tatsächlich ist ein beachtlicher Zuwachs an Stichworten und Substanz zu verzeichnen. Unter anderem sind auch zahlreiche aktuelle Syndrombegriffe neu aufgenommen worden.

Es ist schon deshalb unentbehrlich geworden, weil es derzeit kein annähernd gleichartiges Werk gerade dieser Art gibt, das allen Ärzten, aber auch dem zahlreichen Hilfspersonal gleichermaßen nützlich sein kann.

B. Leiber in: Monatskurse für die ärztliche Fortbildung

123.–153., völlig neubearbeitete Auflage. Oktav. Mit 1385 Abbildungen. XIV, 980 Seiten. 1959. Ganzleinen DM 20,–

WALDEYER

Anatomie des Menschen

Ein Grundriß für Studierende und Ärzte,

dargestellt nach systematischen, topographischen und praktischen Gesichtspunkten von Prof. Dr. med. et phil. ANTON WALDEYER. 2 Teile. Groß-Oktav. Ganzleinen.

ERSTER TEIL

Allgemeine Anatomie, Rücken, Bauch, Becken, Bein.

4., völlig neubearbeitete und erweiterte Auflage. Mit 335, meist farbigen Abbildungen. XVI, 447 Seiten. 1962. DM 48,–

Das *Waldeyersche Lehrbuch* gehört seit seinem ersten Erscheinen zu den beliebtesten Werken in seinem Fachbereich. Eine klare Gliederung des Stoffes verleiht dem Buch eine ungemein große Übersichtlichkeit; der Text ist durchweg fesselnd und gewann gerade durch das Einflechten klinischer Hinweise und entwicklungsgeschichtlicher Bemerkungen, aber auch durch die Erwähnung vergleichend-anatomischer Tatsachen eine große Anschaulichkeit. Was dieses Buch dann noch besonders empfiehlt, ist eine große Zahl von Abbildungen, die, in hervorragender Drucktechnik wiedergegeben, schöner, farbiger und ausdrucksvoller in keinem anatomischen Atlas enthalten sein könnten.

Hessisches Ärzteblatt, Frankfurt

In Vorbereitung:

ZWEITER TEIL

Kopf und Hals, Sehorgan, Ohr, Gehirn, Obere Gliedmaßen, Brust.

2. und 3., vollständig neubearbeitete Auflage. Mit etwa 354 Abbildungen. Etwa XVIII, 532 Seiten. 1963. Im Druck.

WALTER DE GRUYTER & CO. · BERLIN 30

FSC
www.fsc.org
MIX
Papier | Fördert gute Waldnutzung
FSC® C083411

Zeitfracht Medien GmbH
Ferdinand-Jühlke-Straße 7
99095 Erfurt, Deutschland
produktsicherheit@kolibri360.de